养脾胃吃什么宜忌速查

史成和 主编

北京大学第三医院中医科主任医师，医学博士
世界中医药学会联合会消化病专业委员会委员
北京卫视《养生堂》主讲嘉宾

全国百佳图书出版单位
化学工业出版社
·北京·

编写人员名单：

史成和	刘红霞	牛东升	李青凤	石艳芳	石 沛	余 梅	张金华	李 迪
石玉林	樊淑民	谢铭超	王会静	陈 旭	王 娟	徐开全	杨慧勤	卢少丽
张 瑞	李军艳	崔丽娟	季子华	吉新静	石艳婷	陈进周	李 丹	王长啟
申 琦	逯春辉	李 鹏	李 军	张 伟	高 杰	高 坤	高子珺	杨 丹
李 青	梁焕成	戴俊益	李明杰	葛龙广	霍春霞	高婷婷	李 利	王能祥
赵永利	刘 毅	韩建立	高 赞	高志强	高金城	邓 晔	常玉欣	黄山章
侯建军	李春国	王 丽	袁雪飞	张玉红	张景泽	张俊生	张辉芳	赵金萍
崔文庆	石 爽	王 娜	金贵亮	程玲玲	段小宾	王宪明	杨 力	

图书在版编目（CIP）数据

养脾胃吃什么宜忌速查/史成和主编．—北京：
化学工业出版社，2015.2（2024.7重印）
ISBN 978-7-122-21025-8

Ⅰ.①养… Ⅱ.①史… Ⅲ.①脾胃病- 食物疗法 Ⅳ.①R247.1

中国版本图书馆CIP数据核字（2014）第 135578 号

责任编辑：杨骏翼 贾维娜 装帧设计：悦然文化
责任校对：陈 静

出版发行：化学工业出版社（北京市东城区青年湖南街 13 号 邮政编码 100011）
印 装：北京缤索印刷有限公司
710mm×1000mm 1/16 印张 14 字数 260 千字 2024 年 7 月北京第 1 版第 13 次印刷

购书咨询：010-64518888 售后服务：010-64518899
网 址：http://www.cip.com.cn
凡购买本书，如有缺损质量问题，本社销售中心负责调换。

定 价：29.80元

前言

中医认为，脾胃是人体的后天之本、气血生化之源，负责把进入体内的食物转化成气血，而中医理论认为一个人健康的标准就是气血充足。

然而，随着人们生活节奏的日益加快，很多人饮食、生活、作息不规律，比如不注意食物的冷热温度，想吃就吃；比如经常应酬聚会，胡吃海塞；再比如吃饭总不能按时按点，以及精神长期紧张、压力过大、思虑过度等等，都会导致消化吸收功能不佳，出现一系列脾胃不好的症状。因此从饮食这个环节来说，现代人养成健康、良好的饮食习惯，管好自己的嘴是养好脾胃的重要一环。

"药补不如食补"是中医养生的至理名言，这也同样适用于养脾胃这一养生目标。大自然中的每一样食物都有各自的营养特点，人们根据自身的养生需求选对食物，同时根据食材的营养特点和性味归经等合理搭配、科学烹调、正确食用，就能够为健康助力，甚至对某些疾病起到预防和辅助治疗的效果。

本书立足于养脾胃这样一个养生目标，将脾胃在人体的位置、作用以及与其他五脏六腑的关系——阐述出来。本书的主体部分介绍了养脾胃效果明显的家常食材，内容详细，让人们吃对吃好。书中还有根据不同季节养脾胃的内容，让你根据季节特点，顺时养生。此外，本书还将与脾胃相关的疾病单独列为一章来介绍，通过调养脾胃来预防和治疗这些相关疾病，达到全身的健康和谐。

希望本书能给人们上一堂生动的养脾胃课，让人们从此吃出健康。

史成和
2014 年冬

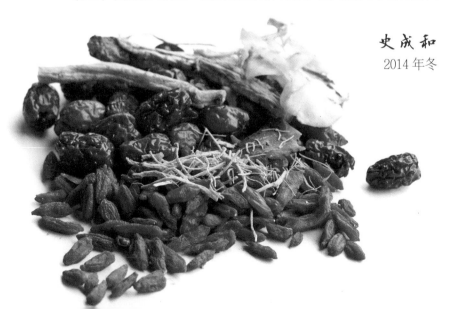

目录 CONTENTS

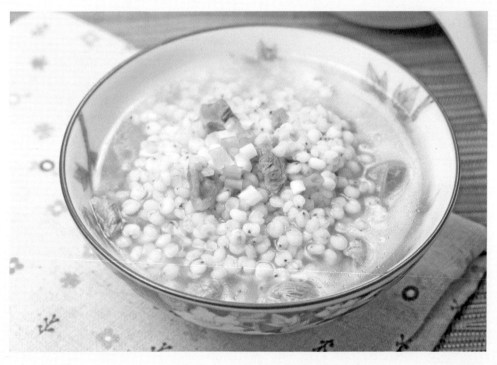

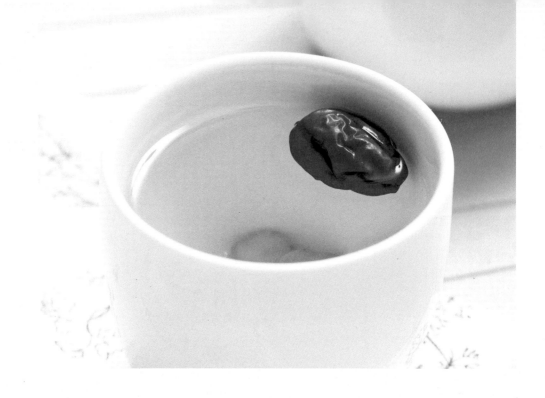

Part 4　对症养脾胃

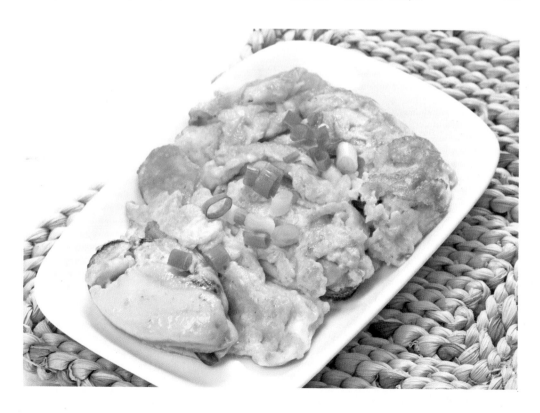

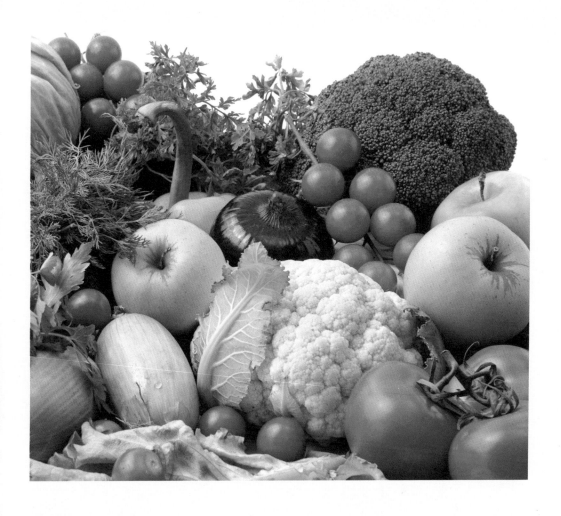

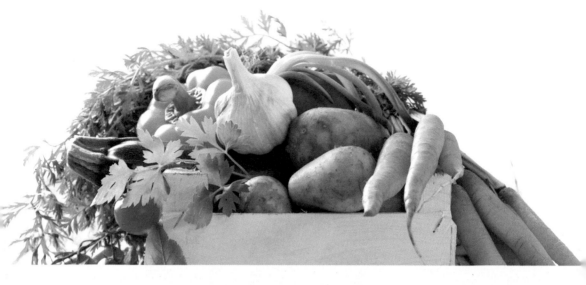

Part 6 四季顺时养脾胃

Part 1 脾胃弱则百病易生

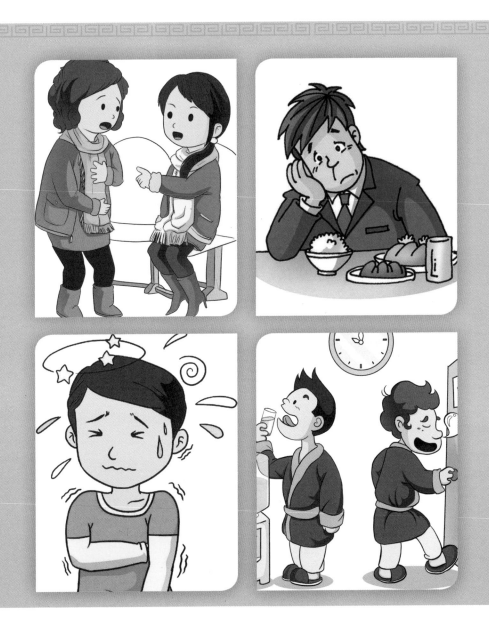

脾胃在人体的位置

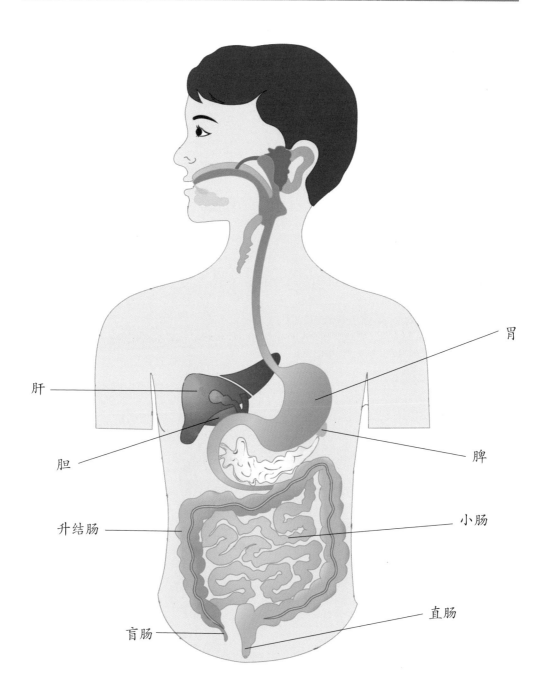

肝

胆

升结肠

盲肠

胃

脾

小肠

直肠

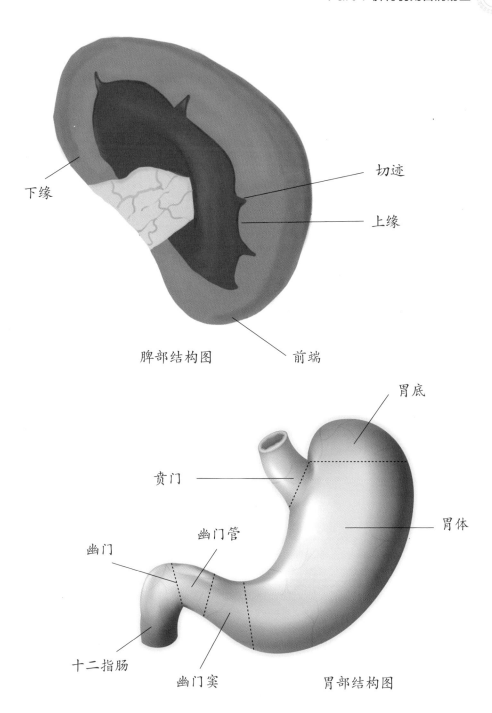

下缘

切迹

上缘

前端

脾部结构图

胃底

贲门

幽门管

幽门

胃体

十二指肠

幽门窦

胃部结构图

注：中医的脾胃不仅仅包含解剖意义的脾胃

脾不好则胃不和

胃像一个大袋子

胃的主要功能是受纳与腐熟水谷，食物入口后，经过食管，被胃容纳，因此胃被称为"太仓""水谷之海"。它就像一个大袋子一样，接纳我们吃进去的食物，然后将这些食物进行初步的分解、消化，形成食糜状态。

脾像一个搬运工

脾负责运化，《黄帝内经》中称其为"仓廪之官""后天之本"。运化就是对那些经过胃初步消化的食糜进一步加工成水谷精微，并将这些精微物质运送至全身各脏腑组织中。脾的运化功能可分为两方面。

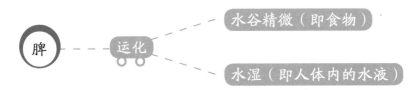

一升一降互表里

中医以为，脾的功能特点是向上的，主升；胃的功能特点是向下的，主降。脾为五脏之一，为里，属阴；胃是六腑之一，为表，属阳。脾与胃一阴一阳、一升一降、一里一表，相辅相成。

脾胃不和百病生

胃与脾，一个负责纳入和腐熟食物，一个负责运化，两者共同完成食物的消化、吸收以及营养的输送和分布。脾胃在防病和养生方面有重要意义，正如金元时期著名医家李东垣所说"百病皆由脾胃衰而生也"。如果胃失通降，就会发生口臭、便秘、食欲不振、胃脘胀痛等症。如果脾失健运，不能将胃腐熟后的食物运走，那么机体的消化吸收机能就会失常，会导致食欲不振、腹胀、腹泻、体乏无力，甚至代谢失常，引起水肿等症。

小贴士

脾与水液代谢

脾喜燥恶湿，脾运化水液的功能强则可防止水液在体内不正常的停滞，反之则必然导致水湿滞留，产生湿、痰、饮等病理产物，进而导致水肿、腹泻等症。

胃为什么没把自己消化掉

人们吃进食物后，很快就被胃液消化掉了。胃液酸性很强，可为什么从来没有把自己消化掉？

胃有再生能力

事实上，胃液在消化食物的同时，也对胃壁有一定的损害作用，即造成一些细胞的死亡。但是由于胃有很强的再生能力，因此这种损害仅仅是暂时的，胃能很快恢复如初。有研究资料表明，每分钟胃的表面能产生约 50 万个新细胞，大概只需 3 天，就可以再生出一个新胃来。

胃黏膜的特殊保护作用

胃的第二个本领，是胃壁覆盖着一层厚厚的被称为胃黏膜的上皮细胞。它与胃液直接接触，使带有腐蚀性的胃液不能渗入到胃的内壁。如果胃内产生过多的酸液，就会导致胃溃疡。由于胃黏膜具有特殊的保护作用，所以可免遭或只受到轻度的酸液侵蚀。

糖类和脂肪的保护作用

胃液主要是由胃蛋白酶和盐酸组成。胃蛋白酶是一种蛋白质，它是一种无害的消化酶。但盐酸具有很强的腐蚀性，能轻而易举地毁坏胃的组织细胞。因此，只靠胃的再生能力和胃黏膜的保护作用还不够。在胃壁上皮细胞上面还覆盖着薄薄的一层碳水化合物，即所谓的糖体层。它可以进一步加强对胃的保护。另外，在胃壁里层，还覆盖了一层由脂肪物质组成的、称为类脂体的物质，此类物质对盐酸的氢离子和氯离子，具有很强的阻碍作用，这是胃保护自己的第三个途径。

脾胃强则气血足

什么是气血

气血是人体内气和血的统称，在中医看来，它们是濡养脏腑组织，维持生命活动的基本物质，对身体的发育成长以及健康起着非常重要的作用。其中"气"是元阴元阳产生的能量，主要起着推动的作用，而"血"则是指血液，主要起着濡养的功效。

气→推动；血→滋养，气＋血＝维持生命活动

气血的作用

气血是人体生命活动不可或缺的养料，身体各个脏腑以及组织器官，都依赖于气血的滋养，一旦气血不足，或者气血失调，就会导致身体机能下降，循环系统出现紊乱，免疫力也会下降，从而诱发各种疾病。

气血和脾胃的关系

人体中的气血物质主要来源于两部分，一部分是先天拥有的，来自于父母；而另一部分则来自于后天的食物营养，人体的生长、发育，以及健康都需要依赖这一部分气血。而食物转化成气血的关键就在于脾胃的运化，脾胃负责收纳食物，并将食物转化成为水谷精微，然后输布和滋养全身。如果一个人脾胃健康，那么气血自然也就充足。

健脾胃、养气血的食物

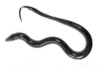

黄鳝

味甘性温，归肝、脾、肾经，其中肝藏血，肾藏精，能够治疗脾胃虚弱引起的气血不足。

牛奶

性微寒，味甘，具有养胃健脾、补血益气的功效，是强身养颜的保健食物。

红枣

性温味甘，归脾、胃经，具有健脾养胃、补中益气、养血安神的功效，适合气血两虚、脾胃虚弱的人食用。

脾胃和则四肢健

脾气和则肌肉壮

肌肉的营养来源于脾对水谷精微的消化和输布。如果脾气健旺，运化功能正常，营养充足，人的肌肉就会丰满壮实；反之，如果脾气不和，供给营养不足，肌肉就会消瘦、萎软，在实现收缩运动功能时，也会表现无力。

脾胃→加工食物→生成营养精微→供给肌肉→实现收缩运动功能

运动活力靠肌肉

人体的主要运动是四肢的活动，而四肢的活动，除与筋、骨关联以外，主要依靠肌肉的伸缩运动。肌肉健则四肢健，肌肉萎软则四肢倦怠无力，甚至痿废不用。

脾气健运，四肢健康

四肢的功能正常与否，与脾气的运化水谷精微和升清的功能是否健旺密不可分。脾气健运，精微得以布散，供给四肢的营养充分，活动也强劲有力；若脾失健运，精微不能输布，则四肢营养不足，会倦怠乏力，严重者日渐筋脉弛缓，软弱无力，不能随意运动，久而久之易导致肌肉萎缩或瘫痪。

健脾胃、长肌肉的食物

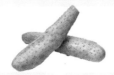

山药
性温味甘，归脾、肺、肾经，有补中益气、补脾胃、长肌肉的功效。

豆腐
性凉味甘，归脾、胃、大肠经，具有益气和中、健脾利湿等功效。豆腐富含大豆异黄酮及蛋白质，有助肌肉恢复。

鸡蛋
性平味甘，归脾、肺经。鸡蛋最容易被脾胃消化和吸收，它进入体内，会被分解为氨基酸，而这正是促进肌肉增长的原料。

脾胃虚易引起心肌缺血

脾胃是气血化生之源

脾胃是人体的后天之本，两者分工明确，胃主要负责容纳食物，并对食物进行初步的消化和分解，之后由脾对消化后的食物进行加工，使其成为水谷精微，生成气血物质，然后将气血输布至全身各个器官组织。

心脏是最大的供血器官

人体中的血液需要进入心肌，然后由心脏输送到全身，在这个过程中需要往心脏灌注大量的血液。重量不足体重1%的心脏，往往需要身体20%的血液才能支撑其正常运作。

脾胃是心脏的国库

因为血液需要经由心脏来运到全身，因此心脏主管着整个身体的运行，不过脾胃是化生气血的器官，如果脾胃虚弱，那么气血就不够充足，心脏也就无法发挥应有的作用了。如果说心脏是身体的君主，那么脾胃就是充实气血的国库。

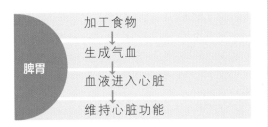

心肌缺血的症状和危害

一旦脾胃虚，那么化生气血的能力就会减弱，从而导致心肌缺血和供血不足。心肌缺血会引起心悸、心慌、胸闷、气短、血压降低、咽喉烧灼感等不适症状。这种疾病对身体的危害非常大。

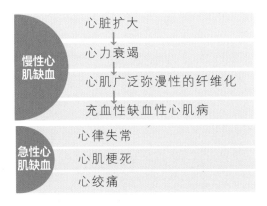

养护心脏的饮食原则

☑ 平时要多吃富含维生素C的蔬菜和水果，因为维生素C可有效防治动脉硬化。

☒ 不要吃高脂肪食物，心肌缺血通常和动脉硬化有关。

> **小贴士**
>
> ☒ 不能吸烟，因为香烟燃烧所产生的一氧化碳会导致全身血管收缩，阻碍血液运行，还会迅速与血红蛋白结合，从而使血液的输氧功能下降，这样就进一步造成心肌缺血缺氧。
>
> ☒ 避免大喜大悲，情绪起伏太大会增加心脏的负担。

脾胃虚易致肺热咳嗽

中医认为，脾与肺是母子关系，肺属金，脾属土，脾土能生肺金。如果脾土出现了问题，脾土不能养肺金，就会导致肺气不足，皮毛不固，身体就容易感受外邪而感冒、咳嗽。

肺主气

中医认为，肺主呼吸之气，又主一身之气，而脾胃是气血化生之源，脾胃将吃进肚子里的食物化成气血。所以一身之气足不足全靠脾胃。

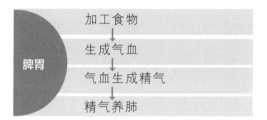

脾胃	加工食物
	↓
	生成气血
	气血生成精气
	精气养肺

肺热咳嗽的症状和危害

肺热咳嗽的常见症状为痰黄、口干、舌红、咽喉肿痛、尿黄、发热、便秘、喘息等。个别患者会出现胸痛、无力、盗汗、清瘦等。肺热咳嗽会引发抵抗力下降、肺炎、咽炎、喉炎、支气管炎、副鼻窦炎，心肌炎、肾炎等。

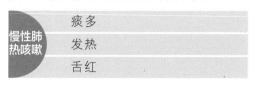

慢性肺热咳嗽	痰多
	发热
	舌红

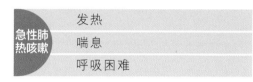

急性肺热咳嗽	发热
	喘息
	呼吸困难

护肺的饮食法则

☑ 多喝水。水是肺和呼吸道的润滑剂，肺热的人，多喝水可祛热散寒，生津润肺。

☑ 多吃清肺的食物。如黑木耳、梨、萝卜等，通过饮食来助肺排毒、增强肺气。

☒ 不要吃过咸、过辛、过苦、过凉的食物。中医讲，肺主一身之气，咸会影响人体的气血循环；辛入肺，可加重内火；食苦过重，会使肺热的人疲软无力，面色暗沉；肺热的人本就怕冷，再食用过凉的食物会引起腹泻。

小贴士

☑ 早睡早起，早点睡觉，以躲避夜晚的寒凉之气，早上起床呼吸新鲜的空气，使体内的清气与浊气相互交换，保证身体正常的新陈代谢。

☑ 精神放松，不急不躁。心态平和、宁静，避免急躁、生气，减少肺火。

☒ 远离干燥的空气。气候干，湿气小，耗津伤液，燥邪伤肺。

脾胃不达易患慢性肝病

中医眼中的慢性肝病

慢性肝病，如慢性病毒性肝炎、肝硬化、肝癌等都属于中医学中的"胁痛""黄疸""积聚""鼓胀"等范畴。多因急性肝炎失治、误治或反复发作逐渐演变而成。它们都具有病程较长、病情复杂、迁延不愈等特征。

脾和肝谁也离不开谁

《黄帝内经·素问·宝命全形论》中有："土得木而达"，表明脾胃对饮食的收纳、腐熟及水谷精微的输布运化功能，不仅需要自身功能正常，而且需要肝主疏泄的功能正常。胃纳脾运、脾升胃降都需要肝气的调节，所以脾胃是离不开肝的。

反过来，肝精气的贮存，以及功能的发挥，又需要脾胃所运化的水谷精微的涵养，所以肝又离不开脾胃。

脾胃不达易患多种疾病

李东垣在《脾胃论》中说，"内伤脾胃，百病由生"，这就说明只要脾胃伤了，各种疾患都会找上门。脾胃生病会影响到肝，出现"胁胀、胁痛、黄疸"等"土壅木郁"之证候，治疗时要采用"疏理脾土以达木"的方法，使脾气健旺，肝木调达，病情才能好转。

养护肝的饮食原则

☑ 多喝水。肝作为人体最大的解毒器官，所有体内的毒素几乎都要经过肝代谢，排出体外。这个过程需要大量的水，水分不够，体内的毒素不容易被稀释，较难排出体外，这对肝脏来说也是不小的负担。所以保护肝脏要多喝水。

☑ 多吃一些绿色的食物。中医认为"五色养五脏"，而肝主绿色，"绿色入肝经"，因此平时可多吃一些绿色食物，例如菠菜、芥蓝、冬瓜、绿豆等，具有滋阴润燥、舒肝养血的功效。

小贴士

☑ 要少生气。因为气伤肝，如果生气了就要发泄出去，这样肝就安全多了。如果肝气得不到宣泄，造成肝气郁结，时间长了可能会造成肝硬化，女性朋友还可能会出现乳腺增生。

☑ 多吃富含优质蛋白的食物，如 鸡蛋、豆腐、牛奶、鱼、鸡肉等。这些食物中丰富的蛋白质就像肝脏的"维修工"，能起到修复肝细胞、促进肝细胞再生的作用。一般人每天摄取的优质蛋白应该多于 90 克。

☑ 多吃富含膳食纤维的蔬菜和水果。膳食纤维可清除体内垃圾和毒素，将其排出体外，减轻肝脏负担。

☒ 限制脂肪的摄入量。高脂肪和高胆固醇食物是加重肝脏负担的主要危险因素之一，因此要尽量避免，要少吃或不吃动物油、肥肉、油炸食品、动物肝等。

☒ 尽量少吃或不吃辛辣、刺激性食物，比如辣椒、芥末等，这些食物会损伤肝气，直接影响到肝。

☒ 尽量少喝或不喝酒，因为喝酒多了会伤肝，如果长期过量喝酒，轻者会出现酒精性脂肪肝，严重的还会导致酒精性肝炎，甚至酒精性肝硬化。

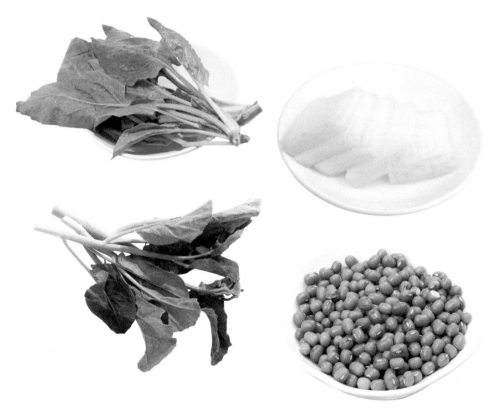

中医认为，绿色食物养肝，春季重在养肝，应多吃绿色食物。

脾虚会导致肾虚

肾与脾是先天与后天的关系

肾，俗称"腰子"，是一个非常重要的器官。人的肾有两个，长在人体腰部脊柱的两侧。肾藏精，是先天之本。脾主运化水谷精微，是气血生化之源，为后天之本。脾气的健运需要依靠肾阳的温煦，而肾精也需要脾所运化的水谷精微，才能不断补充。

脾肾合力掌管水液代谢

脾负责运化水液，而肾是主管水液代谢的，在水液代谢过程中，二者需要相互帮助、相互配合才能共同完成。

肾虚的表现

如果脾虚，时间长了就会导致肾虚，出现手脚发冷、水肿等症状。如果肾阳不足，就会导致脾阳亏虚，出现食谷不化、五更泻等症状。

补肾饮食宜忌

☑ 黑色食物可入肾，能增强肾脏之气，可起到补肾的作用，如黑芝麻、黑豆、黑米等。

☑ 适量多喝些水，多吃利尿食物，促进排尿和体内毒素的排出。

☒ 少吃高蛋白质食物，蛋白质经过肾脏代谢才能随尿液排出体外，如果摄入过多会增加肾脏负担。

☒ 饮食要低盐，如果吃盐太多，会加重肾脏的负担，甚至导致肾脏功能减退。

☒ 不要暴饮暴食，以免增加肾脏负担。

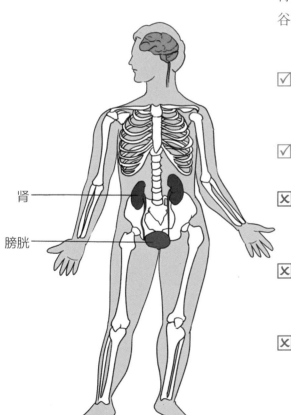

肾

膀胱

几种常见的肾虚类型及其表现

肾虚类型	肾虚表现
肾阳虚	畏寒怕冷、面色黑黄或苍白、精神萎靡、头晕目眩、腰膝酸软、小便清长、夜尿增多、排尿无力、尿后余沥不尽、腹胀腹泻、性欲减退、男子阳痿早泄、遗精滑精，女子宫寒不孕、带下清稀量多等症状
肾阴虚	口干舌燥、五心（两个手心、两个脚心、一个心口）烦热、两颧发红、口唇红赤、盗汗、大便干结、小便短赤等，男子阳强易举、遗精早泄，女子经少、闭经等症状
肾气不固	二便（大便、小便）、精液、白带、孕胎异常，小儿遗尿，成人昼尿频多、尿后余沥不尽、夜尿清长、小便失禁、大便滑脱、久泻不止、大便失禁等
肾精不足	小儿发育迟缓、囟门迟闭、身材矮小、智力低下、动作迟缓、骨骼痿软、牙齿松动脱落等症状

有效补肾的食物

泥鳅：有补中益气、养肾生精功效，对调节性功能有较好的作用。泥鳅中含一种特殊的氨基酸，有促进精子形成作用，成年男子常食泥鳅可滋补肾脏。

韭菜：俗称"起阳草"，有补肾壮阳的功效。

黑芝麻：富含铁和维生素 E，具有补肝肾、润五脏、益气力的作用，可用于辅助治疗肝肾精血不足所致的眩晕、须发早白、脱发、腰膝酸软、四肢乏力等病症。

羊肉：富含蛋白质，具有补肾壮阳、温中祛寒、温补气血、开胃健脾的功效。

猪腰：含有蛋白质、脂肪、碳水化合物、维生素 A、钙、铁等成分，具有补肾壮阳、固精益气的作用。对肾虚引起的腰痛、水肿、遗精、盗汗等症有一定的疗效。

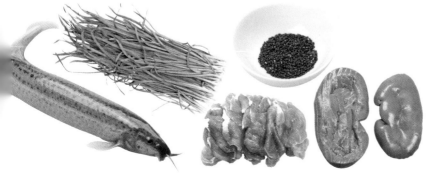

肾不好的人有针对性地多吃一些养肾食材，可达到很好的养生目的。

察颜观色看脾胃

从口唇看脾胃

《黄帝内经》中指出"口唇者，脾之官也""脾开窍于口"，这就说明脾胃有问题就会表现在口唇上。《素问·五脏生成》也有记载："脾之合，肉也；其荣，唇也。"大意是说，口唇的色泽与全身气血是否充盈有关，而脾胃为气血生化之源，所以口唇的色泽是否红润，实际是脾运化功能状态的外在体现。

脾胃好的人，嘴唇红润、干湿适度、润滑有光。如果嘴唇发白，没有血色，而且显得非常干燥，甚至爆皮、裂口，说明此人脾胃不好，另外经常流口水的人脾胃也不好。

从鼻子看脾胃

中医认为，胃经起于鼻部，所以脾胃的经脉与鼻窍也是相连的。

如果鼻腔是干燥的，而且还会出现嗅觉失灵、流清鼻涕、鼻子出血等症状，说明此人脾胃功能不好，这是脾胃虚弱，脾气不能摄血或者肺虚火上冲鼻窍所致。

如果鼻翼发红，还伴有口臭、牙龈肿痛，说明此人胃热，这是因为脾的运化功能不好，使食物蕴积滞留于胃，食物积久化热所致。

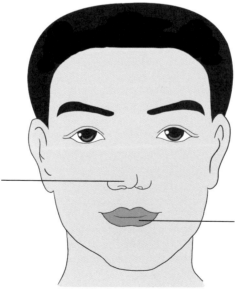

鼻子是反映脾胃健康情况的"晴雨表"，比如当鼻子发黄时，多是体内寒气阻碍脾胃运化了

口唇红润、亮泽、饱满则表明脾胃功能好

从眼睛看脾胃

肝开窍于目，我们之所以能看到东西，全赖于肝血的濡养，而脾胃又是气血生化之源，脾主统血，所以我们也可以从眼睛看脾胃。

如果视物模糊、眼睛红肿、眼睑下垂，还伴有食欲不振、大便稀薄、舌淡等症，说明此人脾气不足。

从耳朵看脾胃

虽然肾开窍于耳，肾为先天之本，但是也离不开后天之本脾胃的滋养，如果一个人脾胃虚弱，气血生化乏源，肾精必亏，耳窍失养，就会出现耳鸣、耳聋等症状，所以如果出现耳鸣或者耳聋，就说明此人的脾胃也出现了问题。

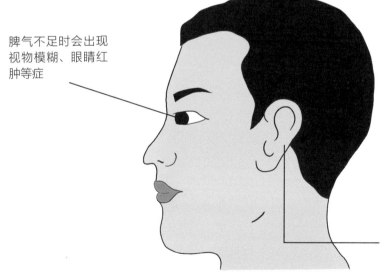

脾气不足时会出现视物模糊、眼睛红肿等症

当出现耳鸣、耳聋等症时，脾胃可能也出现了一些状况

女人，养好脾胃延缓衰老

脾胃不好的女人老得快

　　脾胃是人的后天之本，是五脏气血产生的源头，如果脾胃的运化功能正常，就会使气血充盈，这样就可使皮肤红润、有光泽；反之，脾运障碍，气血津液不足，不能营养皮肤，必然会使皮肤黯淡衰老。

延缓衰老的饮食宜忌

☑ 多吃黄色和甘味食物。因为黄色和甘味食物入脾，黄色的食物有黄豆、玉米、小米、南瓜、木瓜、香蕉、桂圆等；甘味的食物有红枣、葡萄、甘蔗、山药等。

☑ 多吃助肠排毒的食物。因为如果体内的毒素长时间停留在肠道内，会给健康带来巨大危害，女性应常吃木耳、猪血、海带、无花果、胡萝卜等能帮助消化系统排毒的食物。

☑ 多吃富含核酸的食物。核酸不仅有助蛋白质合成，而且还能对人体内其他新陈

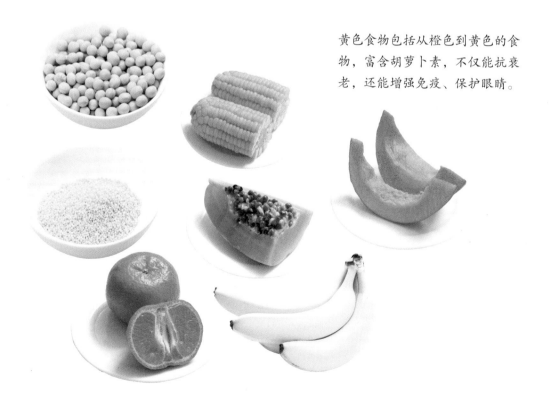

黄色食物包括从橙色到黄色的食物，富含胡萝卜素，不仅能抗衰老，还能增强免疫、保护眼睛。

代谢造成影响。更为主要的是，核酸是延缓衰老、健肤美容的好帮手，平时要多吃鱼、虾、动物肝、酵母等食物，这些食物都含有非常丰富的核酸。

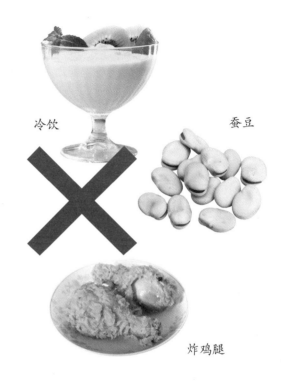

冷饮

蚕豆

☒ 少吃或不吃过寒或过硬的食物，因为经常吃过寒或过硬的食物，不仅会对胃肠产生不良刺激，还会导致消化液分泌减少，从而影响食欲及脾胃功能。所以日常饮食中一定要吃软硬适度、易于消化的食物。

☒ 少吃肥甘厚味之品，多吃清淡食物。像动物脂肪、甜腻食品、煎炸食品等，会使体内产生湿热浊痰，灼伤脾胃。

炸鸡腿

小贴士

☑ 多动脚趾也可以起到养脾胃的作用。中医认为，人体左右共十个脚趾都分别与脏腑相通，即姆趾对应肺和大肠；二趾对应脾和胃；三趾对应心和小肠；四趾对应肝和胆；五趾对应肾和膀胱。所以刺激脚趾，能通过经络反射到相应的脏腑器官，从而有效调节脏腑功能，使其正常运行。平时不妨多做做用脚趾抓地或抓鞋底的动作，每次5分钟左右即可，可以两脚同时进行，也可分别进行，每天2~3次。

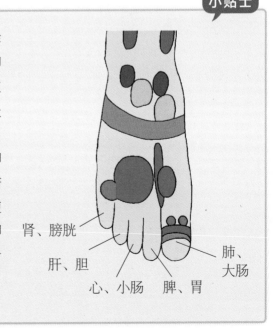

肾、膀胱

肝、胆

心、小肠　脾、胃

肺、大肠

当心这些征兆，可能脾胃有病了

面色萎黄

如果一个人面色萎黄，而且毫无光泽，则说明此人脾胃虚衰，不能把水谷精微转化成血液濡养全身，面部失养而呈萎黄。常见于终日操劳、劳心思虑者，或慢性消耗性疾病、慢性失血、贫血等疾病者。

面色萎黄的人要注意饮食调养，多吃调理脾胃的食物，如山药、玉米、红豆、红枣、茯苓等。

恶心呕吐

如果一个人恶心呕吐，说明此人是因为脾胃虚寒、食积胃滞、饮食不洁、蛔虫逆行等而导致的胃失和降、胃气上逆而呕吐。如果是急性胃炎，除了恶心呕吐还伴有上腹部不适，呕吐后不适症状减轻；如果是慢性胃炎，除了恶心呕吐，还伴有易疲劳、头痛眩晕、记忆力减退、抑郁等症状。

恶心呕吐的人要注意养好胃，注意饮食卫生，多吃养胃的食物，如粥类、软烂的面条等。

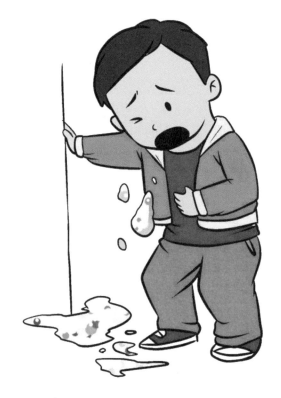

脾胃虚寒导致的恶心呕吐症状可适当喝一点生姜水缓解。

泛酸

如果一个人泛酸比较严重，说明此人可能患了慢性胃炎或十二指肠溃疡等疾病。如果泛酸不严重，有可能是生理性的，比如过度疲劳、情绪不佳，或者饮食不当，吃过甜、咸、辣、酸的食物也会刺激胃产生大量胃酸。

为了防治泛酸，不仅要注意饮食，不要吃过酸过辣等食物，还要加强体育锻炼，因为运动有利于改善胃肠道的血液循环，减少脂肪堆积和胃酸的分泌。

烧心

烧心是一种位于上腹部或下胸部的烧灼样疼痛感，同时伴有泛酸的症状。烧心是消化系统最常见的症状之一。如果一个人有烧心的感觉，有可能是脾胃湿热造成的。胃为水谷之海，主纳谷，凡水谷无不先入胃，若受寒受热，蕴于中焦，或饮酒过度则化热生湿，湿热既久，伤及脾胃，则中宫有如同火灼样的烧灼感。

为了避免烧心的感觉，就要注意养好脾胃，不要过量饮酒，不要吃过热的食物等。

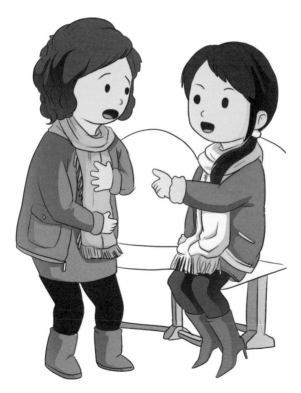

经常烧心的人在进食的时候一定注意不要过快。

厌食

如果一个人厌食，不想吃饭，说明此人脾胃气虚、胃阴不足，其实就是脾胃功能失调造成的。现在很多孩子不爱吃饭，出现厌食症，治疗的重点在于调理脾胃。

产生厌食症后要注意不吃肥腻厚重的食物，饮食应清淡。小儿厌食症还可以按摩板门穴，板门穴在小儿手掌的大鱼际处，家长可以握住孩子的小手，用拇指反复按揉300~500下，不拘方向，顺时针、逆时针均可。

食欲不振

食欲不振是指进食的欲望降低。食欲不振没有厌食症那么严重，厌食症是完全不想进食。如果出现了食欲不振，说明可能患有急性胃炎、慢性胃炎、胃癌等病症。

食欲不振就要多吃一些健脾养胃的食物，如薏米、土豆、黄豆、玉米、海带、菠菜等。

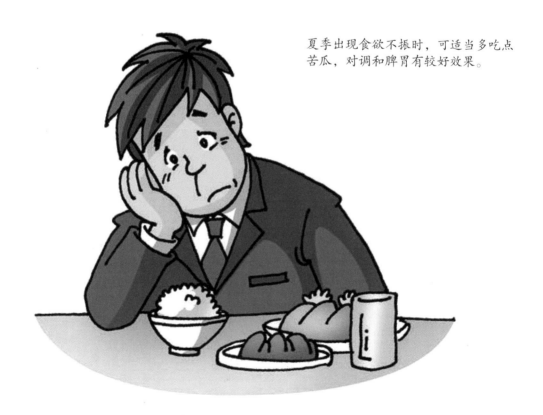

夏季出现食欲不振时，可适当多吃点苦瓜，对调和脾胃有较好效果。

打嗝

由病理原因引起的打嗝多数是胃部疾病，如反流性食管炎、慢性胃炎、消化性溃疡等。中医认为，脾气主升，胃气主降，正常情况下，胃气是往下走的，但当胃的吸收功能出了问题，胃气就会上逆，喉咙就会发出声响，也就是打嗝。

防治打嗝症状出现就要注意不要吃得过饱，或者不要吃得过快。另外按压厉兑穴（位于足中趾的第一关节和第二关节之间），也有较好的止嗝效果。

体型瘦弱

体型瘦弱的人一般脾胃都比较虚弱，脾胃为气血化生之源，脾胃不好，不能把食物转化成人体所必需的养分，人就会变得消瘦，所以体型瘦弱的人要养好脾胃。

体型瘦弱的人要调理好脾胃，经常吃养脾胃的食物，如小米、薏米、南瓜等。

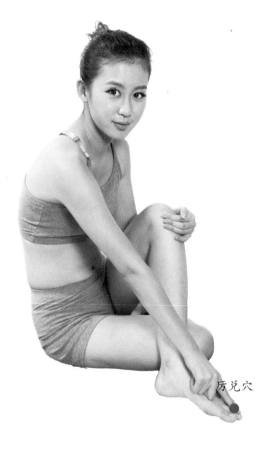

厉兑穴

身体乏力

身体乏力，不干活也觉得累，就想躺着或者睡觉，其实这是脾胃出了问题，朱丹溪在《丹溪心法》中说："脾胃受湿，沉困无力，怠惰嗜卧"，所以要想身体有劲，就得调理脾胃，祛除体内的湿气。

身体乏力的人要注意多吃一些养胃祛湿的食物，如薏米、赤豆、山药等。

脾胃不好易得哪些病

脾胃不好容易得肥胖症

脾运失常，很容易导致肥胖。因为脾的运化功能包括运化水谷精微和水液，当脾运正常时，精微水液就能输布全身；如果脾处于虚弱状态，运化水液的能力就会下降，人体中的水液流动滞塞，从而使心脏不能正常工作。而心主血脉，心血不足就会使体内的废物不能及时排出，停留在皮下脂肪处，人体就会肥胖臃肿。

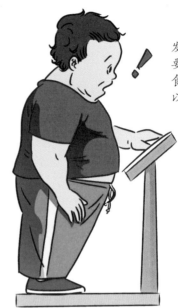

发生肥胖后，要积极调整饮食结构，再配以适量的运动。

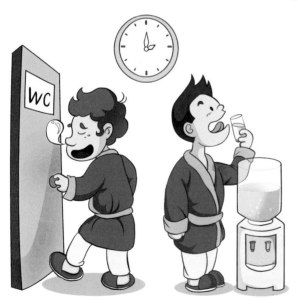

糖尿病的典型表现是"三多一少"：多尿、多饮、多食、体重减少。

脾胃不好容易得糖尿病

中医认为，脾主升清，这里的"升"即上升，"清"指水谷精微。正常情况下，体内的水谷精微物质在脾气的上升带动下向心、肺等器官输送，并化生成气血，滋养脏腑。但是如果脾气不足，不升反降，这些水谷精微物质就会跟着向下运动，最后通过尿液排出体外。同时，脾又主肌肉，一旦脾虚了，肌肉也会倦怠乏力，因此那些患有糖尿病的人，经常会觉得浑身无力，原因就在于此。

脾胃不好容易得湿疹

湿疹多是因为脾胃功能不好，运化不好，无法将湿气从体内排出去造成的。湿气分为两类，一类是外湿，和居住环境有关，长期居住在潮湿地方的人脚气比较多。另一类是内湿，脾胃会将食物转化为人体可以吸收的物质，如果脾胃功能不好，或者由于经常吃肥甘厚味之品，则容易造成内湿而得湿疹。因此，治湿疹，调理脾胃才是根本。

脾胃不好容易感冒

脾胃为后天之本，脾胃的功能直接影响免疫功能，也就是说如果脾胃功能较弱，人就容易得病，尤其是感冒。其实就是免疫力低下造成的，所以为了提高免疫力，远离感冒，就得养好脾胃。

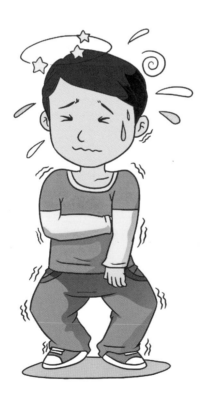

感冒的时候会伴有头痛、眩晕、打喷嚏、流鼻涕、身体虚弱等症状。

一天最适合养脾胃的时辰

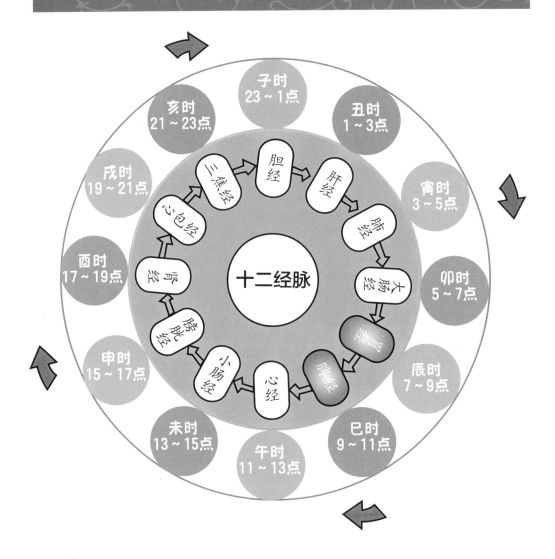

注:

1.胃经当令时辰为早上7～9点,此时段正值早餐时间,要按时进餐,并且注意多吃些温热的养胃食物。如果长时间不吃早餐,则容易患消化道溃疡等疾病。

2.脾经当令时辰为上午9～11点,此时段宜适量喝水,适度运动。不宜吃燥热辛辣食物,以免伤害脾经。

Part **2**

脾胃强健的
自然调养法

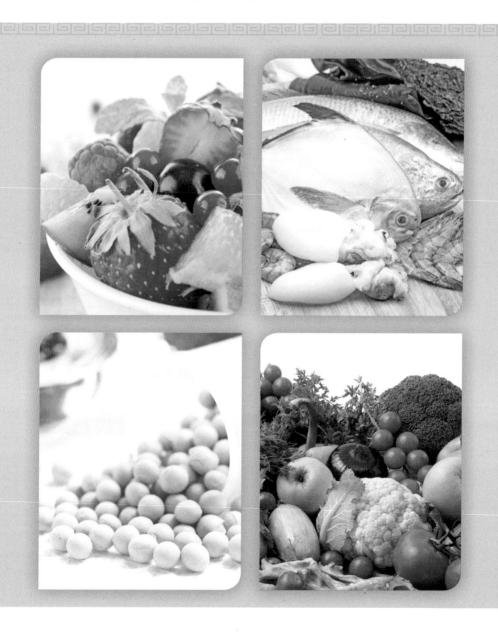

脾气上升，胃气下降，脾胃才能和谐

什么是脾升胃降

脾气上升胃气下降才是脾胃功能平衡的表现。脾气上升才能帮助胃进一步消化，而且还能够吸收和转输我们每天进食的水谷养分。胃气下降，不仅使被消化的食物下行，而且能把经过初步消化的食物的精微物质移交给小肠，使其供给脾进行运化输布，使得身体里所有脏器都能得到养分的滋养。

气机的作用

气是构成人体的最基本物质，因为气的运动性，所以在中医理论上称为"气机"。在人的身体内部，气机有多种表现形式，津液的分布、清浊的替换、脉络的贯通，都与气机有着密不可分的联系。

气机和脾胃的关系

脾胃是维持身体气机的重要环节，在中医看来，只有二者的功能相互平衡协调，才会使人体的气机得以正常运转。脾胃升降的平衡起到了人体气机升降的枢纽作用。胃主受纳，脾主运化，这一过程升降相宜，互为因果，才会取得相应的平衡与协调，也才使得人体的气机生生不息。

脾胃 → 升降；气机 → 平衡；脾胃 + 气机 = 维持生命动力

健脾胃、养气机的食物

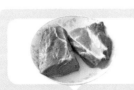

牛肉

黄牛肉性温味甘，水牛肉性平味甘，日常食之可益气、健脾胃。

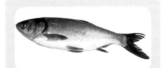

鲢鱼

性温味甘，具有补脾益气的功效，是强身健体的保健食物。

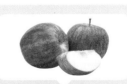

苹果

味甘性平，可健脾、补气、益胃。适宜于脾虚食少，胃阴亏虚，阴虚胃痛的人食用。

五味入五脏，甘味入脾胃

什么是五味

食物在味道上存在一定差别，具有酸、苦、甘、辛、咸五味。

五味相合属五脏

五脏之中，心喜欢苦味之物，肺喜欢辛味之物，肝喜欢酸味之物，脾喜欢甘味之物，肾喜欢咸味之物。食物或药物被人食入后，其中味苦的，先入心；味辛的，先入肺；味酸的，先入肝；味甘的，先入脾；味咸的，先入肾。

五味相宜治五脏

五脏对五味各有所喜，而食物也是有偏性的，食物的五味调和恰当，既可以防病又能治病。

酸入肝： 酸味食物具有收敛的作用，肝火大的时候，可以用酸味食物，如葡萄、山楂、酸橙之类的来补肝阴。

辛入肺： 辛味食物是走气的，具有发散风寒、行气止痛等作用，有肺气不宣引起的外感时，可用葱、姜等辛味之品来散风寒、宣肺气。

苦入心： 苦味食物具有清热、泻火的作用，常吃苦杏仁、苦瓜等，可以清心火。

咸入肾： 咸是至阴之味，与肾气相通，可滋养肾精，通泄大小便。主要有海产品、动物肾等。

甘入脾： 中医所说的甘味，不仅仅指甜，还包括了淡味，如大米、小米、白面等就属"淡味"。甘味食物具有滋养、补脾、缓急、润燥作用，有帮助脾运化的作用。木耳、丝瓜、苹果、西瓜、红枣等均属于甘味食物。

五味偏盛伤五脏

饮食要讲究五味调和，适当地摄入五味对其所属的五脏有益，如果五味过偏，就会引发疾病。比如，酸味太过容易造成肝气太旺而克制脾胃功能；苦味太过容易造成心火太旺而克制肺气；甘味太过容易造成脾胃过旺而克制肾气；辛味太过容易造成肺气过盛而克制肝气；咸味太过容易造成肾气过盛而克制心气。

五色对五脏，黄色食物益脾胃

什么是五色

按照食物的天然颜色，中医把食物分成了绿、红、黄、白、黑五色。这种分类，一方面是凭借视觉判断，另一方面也有理性推测，比如核桃并不是黑色的，但是由于具有跟黑色食物同样的功效，所以也被划入了黑色食物范围里。

五色适度润五脏

五色食物分别入人体不同的脏腑，具有不同的养生作用。比如白色食物入肺，偏重于益气行气，具有养肺的功效，如白萝卜、百合、银耳等。黄色食物入脾胃，能增强脾之气，促进和调节新陈代谢，如南瓜、地瓜、木瓜等。红色食物入心、入血，具有益气、生血、补阳的作用，如红豆、红枣、牛肉、猪肉等。绿色食物入肝，具有疏肝、柔肝的功能，能消除疲劳，防范肝疾，如绿豆、绿叶蔬菜等。黑色食物入肾，可增强肾气，能够保健养颜、抗衰老、防癌等，对生殖、排泄系统大有裨益，如黑豆、黑芝麻等。

脾胃不好，多食黄色食物

五行中黄色为土，因此，黄色食物摄入后，其营养物质主要集中在中医所说的中土（脾胃）区域。以黄色为基础的食物如南瓜、玉米、花生、大豆、土豆等，可提供优质蛋白、脂肪、维生素和微量元素等，常食对脾胃大有裨益。此外，在黄色食物中，维生素 A 和膳食纤维含量均比较丰富。维生素 A 能保护肠道，可以减少胃炎、胃溃疡等疾患的发生；膳食纤维可刺激肠蠕动、加速粪便排泄，保护肠胃、治疗便秘。

常见的五色食物

绿色食物	绿豆、菠菜、西蓝花、黄瓜、丝瓜、芹菜、韭菜、莴笋、白菜、荠菜、油菜、四季豆、空心菜、木耳菜、绿苋菜等
红色食物	红豆、红辣椒、红枣、番茄、山楂、草莓等
黄色食物	黄豆、牛蒡、薏米、韭黄、南瓜、蛋黄、粟米、玉米等
白色食物	白豆、冬瓜、梨、白萝卜、银耳、藕、百合、茭白、莲藕、米面、豆腐、花菜、竹笋、山药、凉薯等
黑色食物	黑豆、黑米、黑芝麻、黑木耳、紫菜、海带等

十大不良生活习惯最伤脾胃

不按时吃饭

在生活中，有些人不重视按时吃饭。然而就是无意间的饥一顿、饱一顿，会慢慢侵蚀脾胃的健康。因为胃是一个严格遵守"时间表"的器官，胃液的分泌在一天中存在生理性的高峰和低谷，以便及时消化食物。不按时吃饭，到了胃消化的高峰期，胃酸和蛋白酶没有食物可以中和，就会消化胃黏膜本身，对胃黏膜造成伤害。如果错过了胃液分泌高峰期进食，将不利于消化，容易引起食物堆积，导致消化不良、胃炎、胃溃疡等症。

吸烟成癖

吸烟是一种不良嗜好，向来被视为肺癌的元凶。其实吸烟不仅影响肺部，进入胃以后还会引起胃溃疡、十二指肠溃疡、反流性胃炎等疾病。因为香烟中的主要成分尼古丁进入人体内，会削弱胃黏膜的保护作用，引起胃黏膜血管收缩，使黏膜缺血、坏死，从而形成溃疡。同时，吸烟还可导致胆汁和十二指肠中其他内容物通过幽门反流入胃，刺激胃黏膜，形成反流性胃炎。

滥用药物

许多药物都会损伤胃黏膜，比如阿司匹林、布洛芬等，都是通过抑制对胃黏膜有保护作用的前列腺素的合成而起到止痛的作用。还有皮质类固醇等激素类药物，也常常会导致胃炎、溃疡或胃穿孔的发生。因此服用这些药物时要谨遵医嘱，最好在饭后服用，或者同时服用硫糖铝等胃黏膜保护剂。

酗酒无度

饮酒有害身体健康，因为酒精不但会损伤肝，还会直接损害胃黏膜，使胃黏膜出现炎症、糜烂、溃疡或出血。此外，饮酒还会延缓胃溃疡的愈合过程，因此，胃病患者尤其不能酗酒。

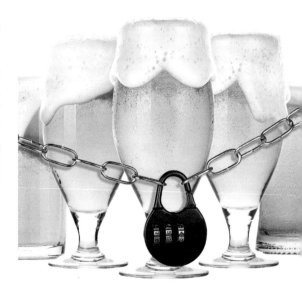

过度疲劳

长期超负荷的工作会导致疲劳过度，不但会使机体的抵抗力下降，还会削弱胃黏膜的防御作用，容易引起胃部供血不足，分泌功能失调，而胃酸分泌过多、胃黏液减少，就会使胃黏膜受到损害。

精神紧张

脾胃的功能是受情绪影响的，不少脾胃疾病的发生和发展，都跟人的情绪和心态有关。当一个人处在紧张、烦躁或愤怒状态时，就会影响胃的分泌、消化等功能。因此，长期抑郁、焦虑或者精神总是处于紧张状态的人，更容易患胃病。

久坐不运动

脾主肌肉，久坐会使气机郁滞，不仅伤肉，还会伤脾。中医称脾胃为"水谷之海"，脾胃健旺，脏腑功能才能强盛。而久坐会导致气血运行不畅，脾胃气机呆滞，运化功能失调，长期久坐还可能会引起消化不良、便秘、痤疮等病症。

饭后睡觉

很多人习惯吃完饭就立即睡觉，这种做法对脾胃有极大伤害。因为饭后胃内充满尚未消化的食物，此时立即卧倒会使人产生饱胀感，影响胃液分泌，容易造成消化不良。此外，饭后马上睡觉，还容易引起反胃、泛酸等症状，形成反流性食管炎或胆汁反流性胃炎。如果想要在午餐后休息，正确的做法是饭后先做些轻微的活动，如散步等，大约半个小时后再午睡，这样有利于食物的消化和吸收。

经常熬夜

睡觉太晚对身体有很大的伤害，最好在晚上9点左右能上床睡觉。晚上休息是为了让身体的细胞得到修复，晚上9~11点为免疫系统的排毒时间，晚11点到第二天凌晨1点，是肝的排毒时间，肝排毒要在睡熟中进行。凌晨1~3点，胆的排毒同样需要在熟睡中完成。凌晨5~7点，是肠胃排毒时段。从零点到凌晨4点，是脊椎造血阶段，必须睡熟，否则血液供给不足，容易影响身体各器官的工作，特别是脾胃。所以，为了身体健康，平常要多注意休息，不宜熬夜。

不注意防寒保暖

胃是一个对外界气候和温度很敏感的器官，人体受到冷空气刺激后，胃部容易发生痉挛性收缩，从而引发胃痛、消化不良、呕吐、腹泻等症状。一般人都注意秋冬季节的防寒保暖，殊不知，夏天也不能忽视，长时间处在空调环境中，或贪吃冷饮、凉性的瓜果，也会使胃部受寒，从而影响胃肠道功能。

养脾胃饮食宜忌

√ 吃好三餐

一天三餐应遵循"早饭要吃好，午餐要吃饱，晚餐要吃少"的原则。

早餐要吃好

吃早餐的最佳时间是早上7~9点。这是胃经当令的时间，如果在早上9点之前一直没吃东西，那么到了9~11点，脾经当令时，它就只能空运转了，因为没有任何东西可运送到五脏，这时人就会感觉头晕、身体不适。

早餐最好选择温热的食物，比如小米粥、大米粥、燕麦粥，再搭配一些水果、蔬菜，这样有利于保护胃气。

午餐要吃饱

午餐是一天当中最重要的一餐，既要补充上午的能量消耗，又要为忙碌的下午做好营养储备。

午餐最好在下午1点以前吃完，因为下午1~3点是小肠经当令阶段，也是养护小肠的最佳时段。如果在1点之前吃完午餐，可在小肠精力最旺盛的时候把营养物质都吸收进体内。除此之外，午餐之前最好喝一些汤，这样可以更好地调摄胃气。

晚餐要吃少

《黄帝内经》中说，"人卧血归于肝"，意思是说在晚上休息的时候，血都去肝"帮忙"了，脾胃的气血自然就少，消化能力就会下降。如果晚餐吃得过饱，食物消化不了就会产生堆积，过多的食物使脾胃充盈胀满，容易引起腹胀、腹痛等症或诱发溃疡的形成。

吃晚餐的最佳时间是下午5~7点，不可太晚，否则会导致"胃不和则卧不安"。晚餐不可吃得太饱，也不宜吃辛辣热性的东西，应该选择一些清淡的食物，比如汤粥类的食品，再搭配一些小菜，既清淡可口，又容易被人体消化和吸收。

√ 根据食物属性正确吃

中医理论认为，食物具有寒、热、温、凉、平五类。温性、热性的食物可以温阳，寒性体质者可适当多食；寒性、凉性的食物可以清火、去热，热性体质者可以多食；平性的食物，一般人都可以食用。

一般来说，养护脾胃要少吃性质寒凉的食物。这个"寒凉"不单指食物的温度，还包括属性。比如西瓜、梨都属于性寒的水果，多吃会伤脾胃，胃肠不好的人应尽量少吃。同时，还可根据气候来适当调整，比如天气热的时候，适当吃点凉性食物可清热降温，但一定不能贪多。

另外，还要辨证选材，针对脾胃的症状来选择食物。比如温、热食物适合虚寒证的脾胃病患者食用。患有实热证的脾胃病患者，应适当食用性质寒凉的食物。平性食物则适合于各类型脾胃病患者食用。

温、热食物

羊肉、牛肉、鸡肉、猪肚、韭菜、姜、葱、蒜、荔枝、红枣、糯米等。

寒、凉食物

莲藕、白萝卜、芹菜、绿豆、大麦、燕麦、荞麦、梨、香蕉、橙子、柚子等。

平性食物

红豆、黑豆、红薯、芋头、黑木耳、银耳、香菇、茼蒿等。

√ 进食要细嚼慢咽

进食细嚼慢咽，这样有利于食物与唾液充分混合，使食物在胃中易于消化，从而减轻胃的负担。另外，吃得太快，可使大脑食欲中枢满腹感的传递速度快于吃的速度，导致不知道饱而过量进食，加重肠胃的负担。

√ 宜小口喝水

水一定不要等口渴了再喝，因为当身体接收到口渴的信号时，往往已经很缺水了。另外，喝水的时候一定不要大口急饮，这样容易使胃内暴充，胃液稀释，导致胃肠的消化吸收功能下降。此外，暴饮后体内水分骤增，还会导致脾胃运化功能失常，水湿滞留在体内，引起胃脘胀满、肿胀喘满等症。正确的喝水方式是，喝健康洁净的温水，每天饮水 1500~2000 毫升，喝的时候小口慢喝。

√ 饮食宜清淡

脾胃喜欢清淡食物，过咸、过甜、过酸、过苦都不利于脾胃的健康。清淡饮食就是要多蔬菜、多水果、少油腻、少盐，还要做到荤素搭配，营养均衡。

动物性食物，如肉类、动物肝等，含有较高的饱和脂肪酸和胆固醇，过量食用会给消化系统带来极大负担，如果消化系统已处于不健康状态，再过多食用这些食物还可能会引发一些急性症状，如急性胃炎等。

√ 多喝汤和粥

脾胃虚弱的人应避免进食干硬食物，因为干硬食物不仅不好消化，还可能给胃黏膜造成损伤。尤其是老年人，脾胃功能减退，更应以流食和松软的食物为主。汤和粥是养脾胃的好选择，因为汤、粥容易消化，不会加重脾胃负担，还能滋养脾胃。山药粥、红枣粥等都是很好的选择。

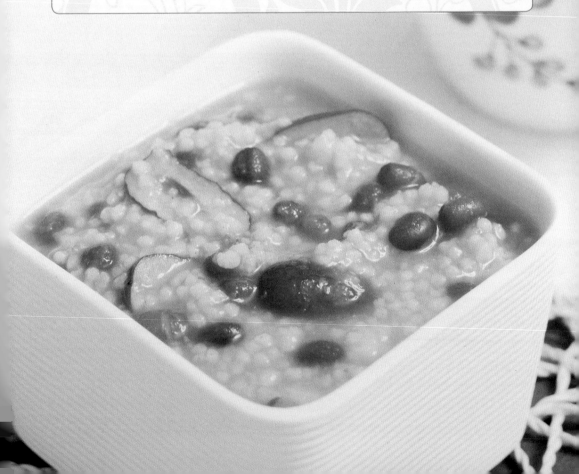

√ 饭前喝口汤

古语讲"饭前喝汤，胜似药方"。吃饭前先喝几口汤，就像给消化道加了"润滑剂"一样，能使吃进去的食物顺利下咽，防止刺激胃肠黏膜，有益于胃肠对食物的消化与养分的吸收，并能在某种程度上减少食管炎、胃炎等疾病的发生。

√ 水果宜饭后半小时吃

餐后水果最好与正餐间隔至少半小时，因为米饭、面食、肉食等含淀粉及蛋白质的食物，消化速度慢，进入胃里需要停留一段时间，如果饭后立即吃水果，蛋白质、淀粉会影响水果的消化与吸收。并且水果进入胃里与所有食物搅在一起，在胃肠37℃高温下，会产生发酵反应甚至腐败，引起胀气、便秘等症状，影响消化道健康。

正确的进餐顺序：汤→蔬菜→米饭→肉类→半小时后吃水果

另外，在进食海鲜类食物的时候，则最好间隔2～3小时以后再吃水果，特别是苹果、石榴、葡萄等酸味水果。

因为这些水果中含鞣酸，与富含蛋白质的海鲜类食物同食，不仅降低蛋白质的营养价值，鞣酸还易与海鲜中的钙、铁等结合生成沉淀物，影响消化吸收，甚至刺激胃肠而引起恶心、呕吐、腹痛等症。

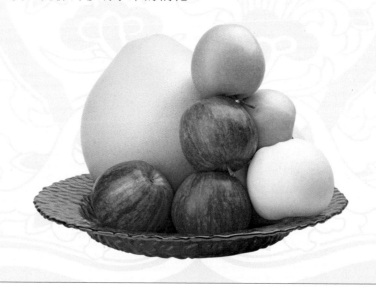

✕ 不宜食用不洁食物

饮食要干净

不洁的食物上可能会残留部分农药，携带寄生虫或一些致病细菌，如果不能做到彻底的清洁，这些有害物质随食物进入人体内，会引起十二指肠溃疡或各种急慢性胃炎，严重者还可能会引起食物中毒。

食材不宜久放

新鲜的食物可以补充机体所需的营养，饮食新鲜而不贬值，其营养成分能够更快地被消化和吸收，对人体有益无害。而久放不新鲜的食物，容易在细菌的作用下，产生大量亚硝酸盐，这种盐吃到肚子里会变成致癌物质亚硝胺，从而增加罹患肠胃癌的可能性。

✕ 不宜吃过烫食物

吃过烫食物也会对消化道造成损害，尤其是娇嫩的食道黏膜，它只能耐受 50~60℃的食物，超过这个温度，食道的黏膜就会被烫伤。而过烫的食物，像刚出锅的面条或粥，温度可达 90℃，很容易烫伤食管壁。如果经常吃烫的食物，黏膜损伤尚未修复又受到烫伤，容易形成浅表溃疡。反复地烫伤就会引起黏膜质的变化，可能发展成恶性肿瘤。

✕ 不宜贪吃生冷凉食

胃肠向来喜温怕凉，如果大量食用冷饮、冰糕等过冷食物，胃肠道表面突然受到寒冷的刺激，就会使胃部产生痉挛性收缩，肠道蠕动亢进，从而导致胃痛、腹痛、恶心和腹泻。同时，胃肠道血管也因受寒凉的刺激而收缩、胃肠道血液供应减少，导致胃肠道的分泌、蠕动等生理功能失调，加重了上述症状，从而发生胃肠功能紊乱、急性胃肠炎等。

尤其患有胃肠道疾病的患者，胃肠道分泌、蠕动本身存在着障碍或失调，胃肠黏膜防御功能低下，如果再吃生冷食物更容易导致病情恶化。

忌

✕ 不宜饮食过辣

辣椒、大蒜、生姜等辛辣食物，少量食用有开胃、助消化的作用，还可以增加胃黏膜血流量，加快胃黏膜代谢。但是，食用过多则会起反作用。

比如辣椒，过多的辣椒素会剧烈刺激胃肠黏膜，使黏膜充血、水肿、发炎、溃疡、穿孔甚至癌变，诱发各种胃肠疾病。其他辛辣食物也有同样的作用。因此，正常人食用辛辣食物也要控制量，凡患食管炎、胃溃疡以及痔疮等病者则应忌食辛辣食物。

✕ 不宜饮食过咸

通常，胃黏膜会分泌一层黏液来保护自己，但如果吃得太咸，高浓度的盐溶液就会破坏胃黏膜的保护层。

如此一来，酸甜苦辣各种物质长驱直入，直接刺激娇嫩的胃黏膜，时间长了，胃黏膜受损，就会引发胃溃疡、胃炎，甚至胃癌等疾病。

除了食盐外，咸菜、咸鱼、咸肉以及其他腌制食物中，都含有较高的盐分，并且容易产生大量的亚硝酸盐，亚硝酸盐是公认的致癌物，它会直接入侵失去黏液保护的胃黏膜，促使胃黏膜细胞局部癌变。

一般认为，正常人摄盐量应控制在每天 6 克以内，如果是高血压病患者则还要在此基础上减少用量。此外，如果烹饪中使用了酱油等含盐的调味品，一定要相应减少食盐用量。

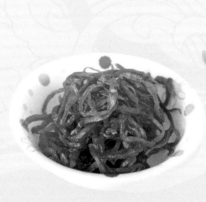

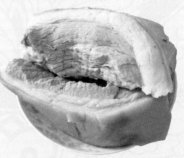

含盐高的食物进食过多
还容易导致血压升高。

✕ 不宜饮浓茶和咖啡

茶中含有茶碱，咖啡中含有咖啡因，它们都能刺激胃的腺体，使胃酸和胃蛋白酶分泌增加。对患有胃炎、消化性溃疡等慢性胃病的患者来说，过多的胃酸会使已经受损的胃黏膜受到更大的损伤，从而加重病情。

另外，茶碱和咖啡因还可兴奋中枢神经，容易导致失眠。如果休息不够、情绪不佳，就会间接地影响到慢性胃病。

所以，浓茶和咖啡要尽量少喝，以保护我们的肠胃。而对患有胃病的患者来说，则应忌食，以免加重病情。

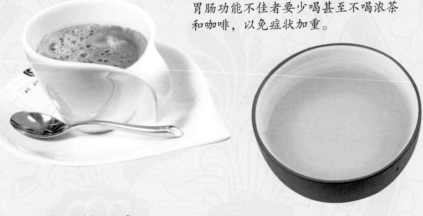

胃肠功能不佳者要少喝甚至不喝浓茶和咖啡，以免症状加重。

✕ 不宜暴饮暴食

暴饮暴食是最常见的饮食陋习。与食欲旺盛不同，暴饮暴食是间歇性饮食过剩，是不受控制的。它会打乱脾胃的消化规律，骤然加重胃肠负担，损害胃肠的功能而导致消化不良，严重者会诱发急性胃扩张或急性胰腺炎，甚至会危及生命。所以对于每个人来说，都不应该吃太多、饮过饱，特别是有脾胃病的患者，更不应该暴饮暴食。

饮食最忌饱一顿饥一顿。人在饥饿时，胃内的胃酸、蛋白酶无食物中和，浓度较高，易造成黏膜的自我消化。而饮食如果超过正常食量的一倍，必然会损害胃的自我保护机制，使胃壁过度扩张，食物停留时间长等，使脾胃受到损伤。

× 不宜狼吞虎咽

狼吞虎咽，不但不利于充分咀嚼食物、使之细碎、便于人体吸收，还不利于使食物与唾液充分混合。唾液中含有大量的消化酶，可以对食物进行初步的分解，咀嚼的时间越长，唾液分泌越多，还能反射性地引起胃液分泌增多，从而更加有利于食物的消化和吸收。狼吞虎咽使食物入胃后不能很好地消化，容易诱发胃炎。

× 不宜进食说话

进食过程中宜专心，有的人喜欢边吃饭边看书、读报、看电视、说笑聊天，这样注意力会随着话题而转移，心不在"食"，就不会激起食欲，纳食不香，感受不到来自味蕾的正常刺激，胃肠蠕动就会减慢，消化液分泌也会减少，自然会影响脾胃的正常消化和吸收。

× 不宜情绪低落时进餐

进餐时情绪不佳，会使中枢神经受到不同程度的压迫，交感神经过度兴奋，消化腺分泌减少，胃肠蠕动失调，消化道关卡的括约肌强烈收缩。这会引起食欲锐减，甚至出现恶心、呕吐和其他消化功能紊乱等症状。因此，在进食时应该保持乐观情绪，有条件的话，也可以适当听一些悦耳、柔和的轻音乐，以保持愉快心情。

× 不宜餐后立即思考

餐后不宜立即思考，或投入学习、工作，因为进食后全身的血液多集中在胃肠，等待消化食物，若餐后立即思考、学习或投入工作，血液就会过多地供应大脑，从而影响胃肠的供给，不利于食物的消化吸收。

× 不宜饭后做剧烈运动

刚吃完饭时，大量食物堆积在胃里，需要靠胃的蠕动和消化液的分泌增多来完成消化。此时，消化器官的血管大量打开，血量增多，以输送足够的氧气和养料来适应消化系统正常工作的需要。如果饭后立即做剧烈运动，就会使心跳加快，肌肉里的血管大量开放，增加运动系统的血流量，这样必然会减少消化系统的供血，影响其正常工作。这样不仅会影响食物的消化，还会引起胃肠功能的紊乱，使脾胃受到伤害。

× 不宜酗酒嗜烟

吸烟的坏处

吸烟可引起味觉功能障碍，导致进食时感觉不到食物的滋味，不能有效地刺激大脑中的食欲中枢，进而导致食欲减退。

过量饮酒的坏处

长期或过量饮酒，可使食管黏膜受到刺激而充血、水肿，形成食管炎。酒精中的乙醇还可破坏胃黏膜的保护层，刺激胃酸分泌、胃蛋白酶增加，引起胃黏膜充血、水肿和糜烂，引起急、慢性胃炎和消化性溃疡。

尤其是患有慢性胃炎、消化性溃疡的患者，由于他们的胃黏膜本身的自我保护、防御功能差，即使饮用少量的或低度的酒，也足以破坏其胃黏膜，加重病情。

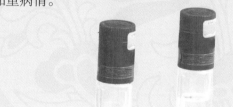

正常人饮酒也要适量，脾胃功能不佳者更要加以限制。

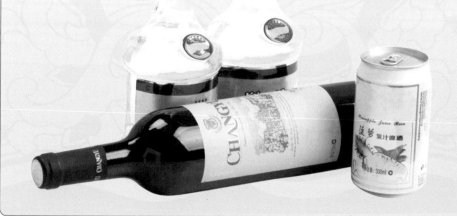

养脾胃也要养情志

脾胃是情绪变化的反应器

当人的情绪发生变化时，脾胃的功能也会发生变化。人在愤怒和紧张时，胃液分泌量会大大增加，胃酸也会相应增多，过多的胃酸会破坏胃黏膜屏障，引起胃黏膜损伤性病变。而人在恐惧、抑郁或思考时，能减少胃血流量，明显抑制胃酸分泌，同时引起胃运动减弱，形成胃溃疡。

情绪良好→脾胃功能调和→水谷精气上输、脾气升清→调和五脏、润泽六腑

情绪不佳→脾胃功能失和→水谷精气下流、脾气下降→五脏、六腑得不到营养

情绪致病，思虑易伤脾

一个人如果思虑太多，精神过度集中于某一事物，就会使体内的正气停留在局部而不能正常运行，以致"思则气结"。"思则气结"就会伤及脾，使得脾的升降功能失常，脾气郁结，运化失健，发生胃脘痞闷、消化不良、腹胀、便溏等不适。脾是后天的根本，脾伤则气血化生乏源，因此，还会出现心神失养等诸多疾病。

压力是造成消化不良的主因

胃肠道"闹革命"是人体面对巨大压力的生理反应。一个人处在极大的压力下，身体会减少血液、能量对消化道的供给，而把它们集中到肌肉和脑部来应付压力。如此一来，身体就没有多余的能力来消化食物，从而造成消化不良。因此，每天适当地调节自己的情绪和压力，是消除消化不良的重要方法之一。

"心胃相关"，治脾胃病须养情志

情绪与脾胃病关系密切。"心胃相关"就是说心胃在病理上相互影响，这在脾胃病治疗中有所体现，如脾胃病患者或多或少都有一些心神方面的症状，如急躁易怒、心烦、失眠多梦、心慌、心悸等，在辨证治疗时，加用酸枣仁、合欢花、夜交藤等养心安神，往往会有很好的效果。

Part **3** 养脾胃宜吃
与忌吃食物

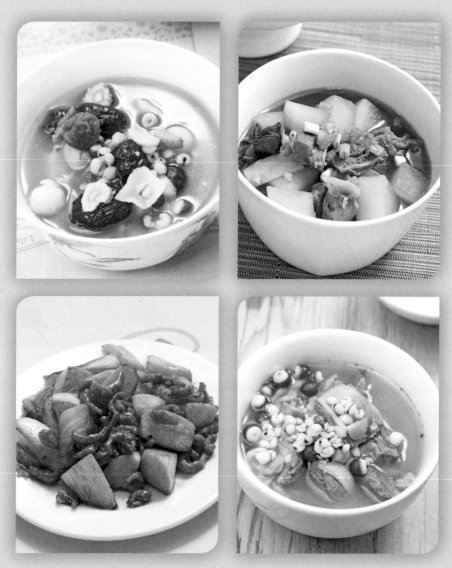

宜吃的 30 种食物

小米： 健脾胃、和眠

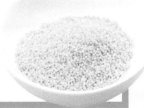

性味归经

性温，味甘，归肝、肾、脾、胃经。

如何养脾胃

李时珍称，小米煮粥食用可益丹田，还能"治反胃热痢，补虚损，开肠胃"，反胃、热痢、虚损都与脾胃功能欠佳有关，因此，小米的保健功效主要表现在健脾和胃上。小米中含有丰富的维生素 B_1 和维生素 B_{12}，能防止消化不良，还具有防止反胃、呕吐的功效。

其他主要功效

小米含色氨酸，能促进睡眠、提高睡眠质量，适合失眠者和睡眠质量不佳者食用。小米含铁，能补血、滋阴，可帮助产妇恢复体力、产乳，还非常适合老人和孩子食用。

人群宜忌

☑ 十分适合失眠、体虚者以及脾胃虚弱、食不消化、反胃呕吐者食用。

☒ 气滞者及小便清长者最好不吃或少吃。

搭配宜忌

☑ **小米 + 豆类**

谷类中缺乏赖氨酸，而豆类赖氨酸含量比较高，二者搭配可以实现蛋白质的互补，提高营养价值。

☑ **小米 + 鸡蛋**

二者一起食用，可以提高蛋白质的吸收。

食用宜忌

☑ 小米熬粥时，煮得稍微稠一些更有利于营养吸收。

☒ 淘洗小米时不要用手搓，也不要长时间浸泡或用热水淘米，以避免水溶性维生素流失。

> ·小·偏方
>
> 小米 200 克，生姜片 6 片，二者共同煮粥食用，可治偏寒性的胃病。

养|脾|胃|食|谱

小米绿豆粥
健脾、开胃、清火气

材料 小米、绿豆、大米各 30 克。

做法

1. 将大米、小米淘洗干净，浸泡 30 分钟；绿豆洗净，提前一晚浸泡，放入蒸锅中蒸熟。
2. 锅置火上，把大米、小米放入锅中倒入水，用大火煮沸，改用小火煮 30 分钟，加入蒸好的绿豆，稍煮片刻即可。

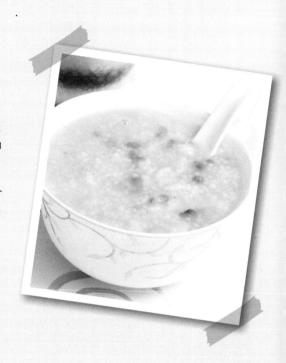

温馨·小·贴士

　　淘洗大米、小米时次数不宜过多，否则会造成B族维生素的流失。

花生仁小米粥
适合脾胃虚弱者

材料 小米 100 克，花生仁 30 克。

做法

1. 花生仁洗净，用水浸泡 4 小时；小米淘洗干净。
2. 锅置火上，加适量清水烧沸，把小米、花生仁一同放入锅中，大火煮沸，转小火继续熬煮至黏稠即可。

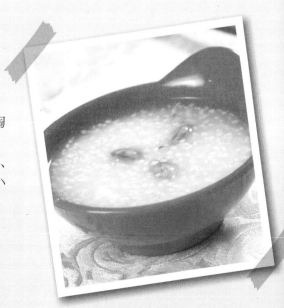

温馨·小·贴士

　　花生红衣能够补脾胃之气、养血止血，食用时不宜去红衣，尤其对处于经期、孕期、产后和哺乳期的女性很有好处。

山药：养胃补虚

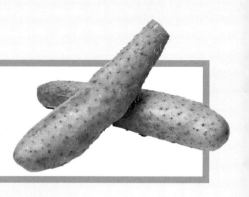

性味归经

味甘，性平，归肺、脾、肾经。

如何养脾胃

《本草纲目》中认为山药能益肾气，健脾胃，止泻利，化痰涎，润皮肤，是绝佳的健脾、养胃、固肾的食物。从营养学的角度来说，山药含有丰富的淀粉酶、多酚氧化酶等物质，有利于增强脾胃的消化吸收功能。

其他主要功效

山药可以强壮筋骨、宁心安神、增强机体免疫力，还可以镇咳祛痰，可治疗慢性气管炎和心绞痛等，此外，它对于肾虚遗精和心绞痛也有很好的功效。

人群宜忌

☑ 适合糖尿病、腹胀、病后虚弱、慢性肾炎、长期腹泻的患者。

☒ 山药有收涩的作用，大便燥结和容易上火的人，食用之后会加重病情。前列腺和乳腺癌患者忌食，因为山药所含的薯蓣皂苷会合成激素，如睾丸激素和雌激素，这两种激素对前列腺癌和乳腺癌的恢复不利。

搭配宜忌

☑ **山药 + 红枣**

山药是养胃健脾的食物，而红枣具有补血的功效，两者搭配可以治疗脾胃虚弱、消化不良、营血亏虚等病症。

食用宜忌

☑ 山药富含淀粉，容易产生饱腹感，所以吃山药时也适当减少主食量，以免引起消化不良。

☒ 山药不可以生吃，因为生的山药里有一定的毒素，会对身体造成伤害。

山药粉是健胃良药

通常来说，山药都是用来煮粥或者炖菜，其实山药烘干后，可以研磨成粉末，用水冲泡来服食，可以治疗脾胃虚弱，还能够用来敷面，具有养颜美容的功效。

小偏方

30 克干山药，一半炒熟，一半生用，共同研磨成粉末后，加入适量白糖，就着米汤食用，可以健脾开胃。

养|脾|胃|食|谱

山药糯米枸杞粥

健脾、开胃

材料 山药100克，糯米50克，枸杞子少许。

做法

1. 糯米淘洗干净，用清水浸泡4小时以上，放入沸水锅中大火煮沸，改小火熬煮。
2. 山药去皮、切丁，待粥熬成时放入粥中，熬煮软烂后，再加入洗净的枸杞子即可。

温馨·小·贴士

> 山药皮中所含的皂角素或黏液里含有很多植物碱，有些人接触后可能会引起过敏而发痒，所以在处理山药时应避免直接接触。

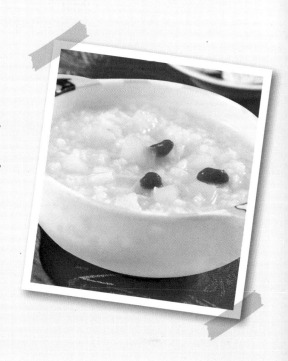

山药五彩虾仁

补脾、益智

材料 山药200克，虾仁100克，豌豆50克，胡萝卜半根，盐、香油、料酒、胡椒粉、植物油各适量。

做法

1. 山药、胡萝卜洗净，去皮，用盐水浸泡一会儿，取出沥干水分，均切成2厘米左右的条，放入沸水中烫后捞出晾凉。
2. 虾仁洗净，用料酒腌20分钟，然后捞出；豌豆洗净。
3. 油锅烧热，放入山药、胡萝卜、虾仁、豌豆同炒至熟，加入盐、胡椒粉，淋入香油即可。

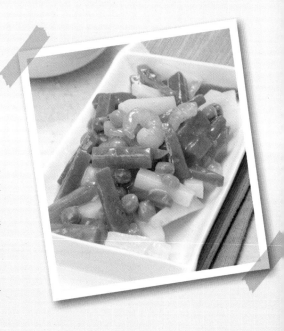

薏米： 健脾渗湿

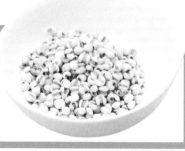

性味归经

性微寒，味甘、淡，归脾、胃、肺经。

如何养脾胃

《本草纲目》说薏米能"健脾益胃、补肺清热、祛风胜湿，养颜驻容、轻身延年"，可用于辅助治疗脾胃虚弱、高血压病、尿路结石等，还有防癌抗癌、解热、强身健体等功效。现代营养学认为，薏米富含蛋白质、淀粉、维生素B_1及钙、磷、镁等，非常有助于脾胃的消化吸收。

其他主要功效

薏米富含水溶性膳食纤维，使肠道对脂肪的吸收率降低，进而降低血脂；另外，薏米还可以促进体内血液和水分的新陈代谢，有利尿、消肿的作用，并可帮助排便和排毒。

人群宜忌

☑ 大多数人都可以食用，尤其适合体弱多病的人。

☒ 孕妇、经期女性、便秘者应该避免食用。

搭配宜忌

☑ **薏米 + 栗子**

薏米可以健脾养胃，而栗子也有这个作用，所以两者一起食用效果更佳。

☑ **薏米 + 红豆**

红豆富含铁质，多吃可以补血，薏米也有补虚的功能，二者搭配有助于预防贫血。

食用宜忌

☑ 薏米每天的食用量应该控制在50~100克，且最好煮的时间长一些。

薏米茶代茶饮

将炒熟后的薏米磨碎，每天冲水喝，可以清热去湿，防治发热、疲乏无力、肌肉僵硬酸痛、关节疼痛等痛症，并可用于扁平疣、癌症的防治。

小偏方

将大约50克泡好的薏米与一小把百合洗净，放入锅中，加三倍的水，煮至薏米熟烂，放至温热时，加入两勺蜂蜜食用。此粥甜香，可以养脾润肺。

养|脾|胃|食|谱

南瓜薏米饭

健脾、养胃、祛湿

材料 薏米50克，南瓜200克，大米100克。

做法

1. 南瓜洗净，去皮、去瓤，切成小粒。
2. 薏米洗净，去掉杂质，浸泡3小时。
3. 大米洗净，浸泡30分钟。
4. 将大米、薏米、南瓜粒和适量清水放入电饭煲中。
5. 摁下"煮饭"键，蒸至电饭煲提示米饭蒸好即可。

温馨小·贴士

做薏米饭或者薏米粥之前先把薏米浸泡2～3小时，比较好煮烂。

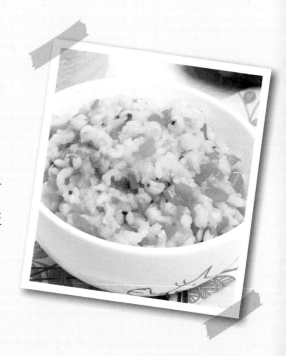

红豆薏米粥

利水祛湿、健脾消肿

材料 红豆、薏米、大米各50克，冰糖适量。

做法

1. 将红豆、大米、薏米分别淘洗干净；红豆用水浸泡3小时；薏米和大米用水浸泡1小时。
2. 锅置火上，放入红豆，加入适量清水，大火煮开后改小火。
3. 煮至红豆裂开后，将薏米、大米放入锅中，大火煮开后，改小火煮1小时，加入冰糖调味即可。

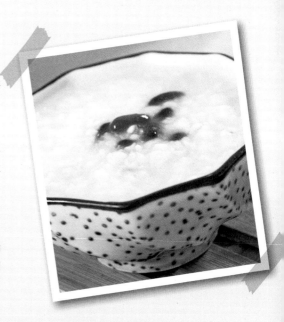

高粱：固肠胃、促消化

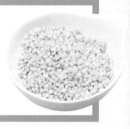

性味归经

性温，味甘涩，归脾、胃经。

如何养脾胃

中医认为高粱具有温中健脾、固肠胃、止吐泻、促消化的作用，是脾胃气虚、大便溏薄、反复呕吐、消渴泄泻患者的首选食物。从营养学的角度来说，高粱富含蛋白质、碳水化合物、膳食纤维、维生素 B_2、维生素 B_5，营养丰富。

其他主要功效

经常食用高粱，能够缓解体内钙质的消耗，对治疗中老年人的骨质疏松症有很大帮助；对腰酸背痛、青少年成长期神经痛、血糖低、女性痛经等，也有一定的缓解作用。

人群宜忌

☑ 适宜肺结核、脾胃气虚、大便溏薄、消化不良的患者。

☒ 高粱中含有丹宁，有收敛固脱的作用，便秘的人食用可能加重病情。

搭配宜忌

☑ **高粱 + 甘蔗汁**

高粱是一种滋阴润燥、清热和胃的食物，而甘蔗汁具有润肺止咳、生津润燥的功效，两者搭配具有益气生津的作用，可治阴虚内热等病症。

☒ **高粱 + 瓠子**

高粱与瓠子同食，可引起呕吐、胃痛或腹泻等状，严重者可能会出现中毒。

食用宜忌

☑ 由于高粱中含有的蛋白质是不完全蛋白，不容易被人体吸收，食用时可与其他粮食，如大米、薏米等搭配，以增加营养价值。

☒ 高粱不宜加碱煮食，以免破坏营养成分。

高粱面是健胃良药

高粱磨成面，加入芝麻、红枣一起煮后食用，可以治疗脾胃气滞、胃腹胀满、消化不良，尤其适宜经期女性服用。

养|脾|胃|食|谱

高粱羊肉粥
健脾养胃

材料 高粱100克，羊肉50克，姜末、葱末各5克，盐3克。

做法

1. 高粱淘洗干净，用水浸泡2小时；羊肉洗净，切小丁，入沸水中焯烫后捞出。
2. 锅置火上，加适量水烧沸，将高粱放入锅中煮熟。
3. 加入羊肉丁、盐、姜末，一起熬煮至高粱开花，撒上葱末即可。

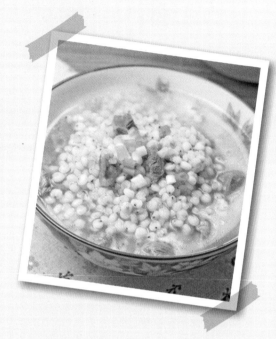

高粱红糖糯米粥
补虚补血、健脾暖胃

材料 高粱50克，糯米100克，红糖适量。

做法

1. 高粱、糯米分别洗净，用冷水浸泡3小时，捞出，沥干水分。
2. 锅中放冷水，将高粱、糯米放入，用大火烧沸。
3. 再用小火煮约30分钟，加入红糖，继续熬煮15分钟即可。

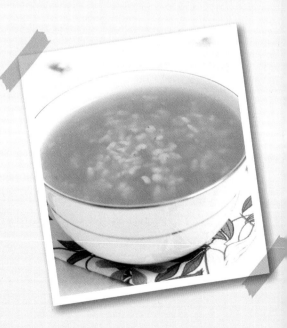

红薯： 补脾养胃

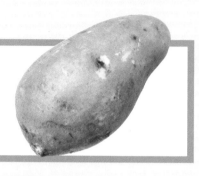

性味归经

性平，味甘，归脾、胃、大肠经。

如何养脾胃

《本草纲目》中认为红薯能益气力、补虚乏、健脾胃、通便秘，是脾胃虚弱、肠燥便秘者的最佳食材。从营养学的角度来说，红薯低脂，富含蛋白质、维生素、果胶、氨基酸，有利于补脾养胃。

其他主要功效

红薯富含钾元素，钾能够促进人体细胞液和电解质保持平衡，维系正常血压和心脏功能；红薯低脂，所含热量非常低，经常吃可起到减肥的作用。

人群宜忌

☑ 适合脾胃虚弱、消化不良、食欲不振、胆固醇高、慢性胃炎的患者。

☒ 红薯经过蒸煮后，能刺激胃肠蠕动，促进排便，慢性结肠炎患者食用后可能加重病情；红薯也不适合有糖尿病的人进食，因为它所含淀粉较多，食用后会在体内转化成葡萄糖。

搭配宜忌

☑ **红薯 + 大米、白面**

红薯中蛋白质含量较低，而大米、白面中的蛋白质含量比较高，搭配在一起食用可以实现蛋白质互补，提高营养价值。

☒ **红薯 + 柿子**

红薯中的淀粉在体内转化成葡萄糖，会使胃酸分泌增多，和柿子中的果胶、鞣质反应，会产生硬块，严重者会引起胃出血或胃溃疡。

食用宜忌

☑ 每天食用红薯最好不超过 150 克。因红薯里含氧化酶，能在胃肠里产生大量的二氧化碳，吃多了不但会刺激胃酸大量分泌，还可能引发胃胀。

☒ 不要空腹吃红薯。红薯中含有较高的碳水化合物，空腹吃红薯，会增加反流，引起泛酸、烧心等症状。另外，由于红薯本身就是甜的，如跟其他甜食同食，会引起反流增加，胃酸过剩。

养|脾|胃|食|谱

红薯粥
健脾养胃、补气益血

材料 红薯250克，大米100克。

做法

1. 将红薯洗净，连皮切成小块。
2. 大米淘洗干净，用冷水浸泡30分钟左右，捞出沥水。
3. 将红薯块与大米一同放入锅内煮，粥熟即可。

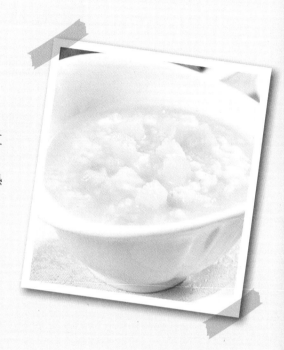

姜汁红薯条
健脾暖胃、延年益寿

材料 红薯300克，胡萝卜50克，生姜、香油、盐、鸡精、糖、葱花各适量。

做法

1. 红薯去皮，洗净，切成粗条；胡萝卜去皮洗净，切条；生姜去皮，切末，捣出姜汁，加盐、鸡精、糖、香油调成调味汁备用。
2. 锅内放入适量水煮沸，放入红薯条、胡萝卜条煮熟，捞出沥水，码入盘中，将调味汁淋到红薯条、胡萝卜条上，再撒上葱花即可。

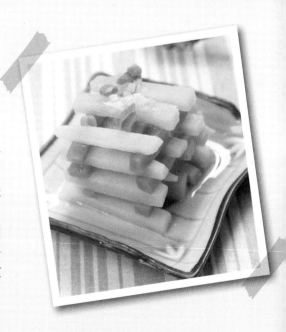

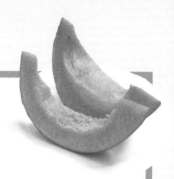

南瓜：保护胃黏膜

性味归经

性温，味甘，归脾、胃经。

如何养脾胃

据《滇南本草》记载："南瓜能润肺益气，健脾护胃，化痰排脓，驱虫解毒。"南瓜中含有丰富的胡萝卜素和维生素 C，可以健脾，预防胃炎；还含有维生素 A 和维生素 D，能保护胃肠黏膜，预防胃炎、胃溃疡等。

其他主要功效

南瓜含有丰富的钴，钴能活跃人体的新陈代谢，促进造血功能，并参与人体内维生素 B_{12} 的合成，是人体胰岛细胞所必需的微量元素，对防治糖尿病、降低血糖有特殊的疗效；另外，南瓜中所含的抗氧化剂 β-胡萝卜素，对护眼、护心和抗癌有一定功效。

人群宜忌

☑ 适宜糖尿病、前列腺肥大、动脉硬化、脾胃虚弱、营养不良等症患者以及肥胖者和中老年人便秘者食用。

☒ 脚气、黄疸、腹泻腹胀、气滞湿阻病症患者忌食。

搭配宜忌

☑ **南瓜 + 猪肉**

南瓜有降血糖的作用；猪肉有丰富的营养，具有滋补作用。二者同食对保健和预防糖尿病有较好的作用。

☒ **南瓜 + 富含维生素 C 的食物**

由于南瓜含维生素 C 分解酶，所以不宜与富含维生素 C 的蔬菜、水果同时吃，比如菠菜、油菜、番茄、小白菜等。

食用宜忌

☑ 南瓜的皮含有丰富的胡萝卜素和维生素，所以最好连皮一起食用，如果皮较硬，就用刀将硬的部分削去再食用。

☒ 由于南瓜多吃会助长湿热，所以不宜大量食用。

小·偏方

将南瓜的黄色外皮洗净，捣成糊状，敷于晒伤处，每天 3～5 次，一般连续 1 周左右可缓解症状。

养|脾|胃|食|谱

南瓜粥
补中益气、清热解毒、健脾养胃

材料 南瓜1个，糯米粉80克，糖30克。

做法

1. 南瓜去皮去瓤，切大片，放入微波炉中高火大概10～12分钟（上锅蒸也可），用勺子压成泥；糯米粉用水调成糊。
2. 将南瓜泥放入砂锅，加水煮开。
3. 慢慢倒入糯米糊，搅拌，煮熟，加糖调味即可。

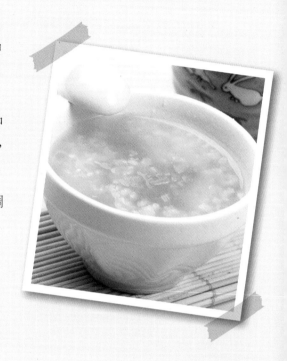

红枣蒸南瓜
补脾安神

材料 南瓜150克，红枣20克，白糖适量。

做法

1. 南瓜削去硬皮，去瓤后，切成厚薄均匀的片；红枣泡发洗净。
2. 南瓜片装入盘中，加入白糖拌均匀，摆上红枣。
3. 蒸锅上火，放入南瓜片和红枣，蒸约30分钟，至南瓜熟烂即可。

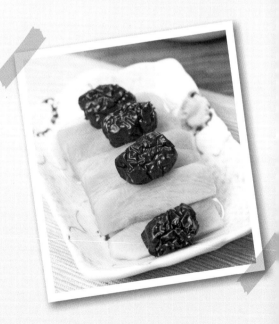

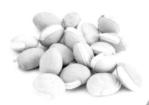

扁豆：健脾化湿

性味归经

性温，味甘，归脾、胃经。

如何养脾胃

《滇南本草》中说，扁豆能"治脾胃虚弱，反胃冷吐，久泻不止，食积痞块"，是说扁豆能治疗脾胃虚弱所致的饮食减少、反胃吐酸、呕恶反逆等症。扁豆中所含的胰蛋白酶抑制物、淀粉酶抑制物等元素，能防止肠梗阻，还具有防止胃溃疡穿孔的功效。

其他主要功效

扁豆具有降低血糖、防癌抗癌和抑制肿瘤生长的作用，由于它含有抑制病毒的成分，能抑制病毒的生长，增强人体的抵抗力。

人群宜忌

☑ 适宜脾胃虚弱，患有水肿、腹泻、痢疾等症的人食用。

☒ 不适宜体内气虚生寒，脏腑被寒气所困的人吃；也不适宜患了疟疾或怕冷、身体打颤、关节酸痛、咳嗽声音嘶哑的人吃。

搭配宜忌

☑ **扁豆＋大米**

扁豆是一种补脾暖胃、化湿消暑、补虚止泻的补食，大米也有补脾胃、益五脏的功效，搭配在一起能够加强健脾祛湿的功效。

食用宜忌

☒ 扁豆一次不能吃太多，否则易腹胀。

☒ 扁豆不能生吃或未熟透时食用，否则会出现头痛、恶心、呕吐等中毒症状。

扁豆炒制可治腹泻

扁豆炒后捣碎食用，可以增加其健脾止泻的作用。因为炒制可以增加扁豆的温性，在健脾的基础上加强了止泻的效果。

小偏方

将洗净晾干的扁豆放锅里清炒，到颜色微黄有些焦斑的时候为好，用的时候再把它捣碎。

养|脾|胃|食|谱

扁豆薏米粥
增强免疫力

材料: 薏米60克,扁豆20克,大米30克。

做法

1. 扁豆洗净,浸泡4～6小时;薏米淘洗干净,浸泡3～4小时;大米淘洗干净,用清水浸泡30分钟。
2. 锅置火上,加适量清水烧开,下入扁豆、薏米和大米,用大火烧开,转小火煮至米、豆熟烂。

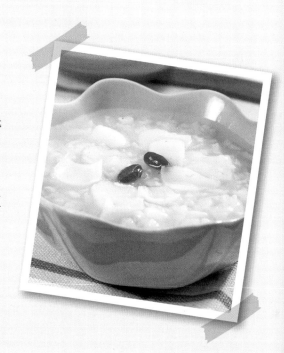

扁豆猪骨汤
滋阴润燥、增强免疫力

材料: 猪排骨250克,猪舌100克,扁豆80克,芡实25克,盐5克。

做法

1. 排骨、猪舌放入沸水中,大火煮3分钟后取出,洗净;扁豆、芡实洗净。
2. 锅中放适量清水烧沸,放入排骨、猪舌、扁豆、芡实,大火煮开,转小火煮1.5小时。
3. 煮好后加盐调味即可。

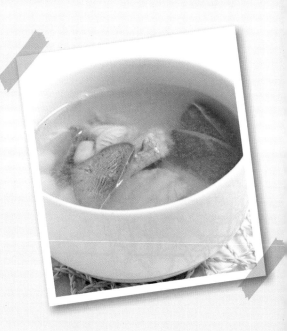

红豆：健脾止泻

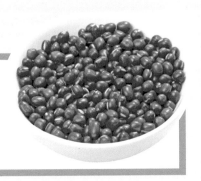

性味归经

性平，味甘、酸，归心、小肠经。

如何养脾胃

中医认为，红豆具有健脾养胃、利水消肿、消热解毒等功效。现代营养学认为，红豆含有蛋白质、脂肪、膳食纤维、碳水化合物、胡萝卜素以及维生素 B_2、维生素 B_5 等营养成分，非常有利于养脾胃。

其他主要功效

红豆富含铁质，多吃红豆还可补血、促进血液循环、增强体力、增强抵抗力，同时还有补充经期营养、舒缓经痛、使人气血红润的作用。

人群宜忌

☑ 一般人都可食用，特别适合贫血的人。
☒ 尿频者忌食。

搭配宜忌

☑ **红豆 + 红枣**

红豆可养心补血，红枣可滋补、养血、养颜，二者同时有很好的滋补美容效果。

☒ **红豆 + 鲫鱼**

二者均有利水消肿的作用，同食功效较强，所以没有水肿症状的人最好不要同时食用。

食用宜忌

☑ 红豆一次吃 50 克左右为宜。
☒ 久服或过量食用红豆会令人生热，所以食用要适量。

小·偏方

将红枣、红豆和红皮花生三种食材一起熬汤，连汤一起食用，每天吃一次，至少吃 1 个月，可以健脾养胃，还可以补血，增强身体免疫力。

养|脾|胃|食|谱

红豆粥
健脾、养胃、补血

材料 大米50克，红豆30克。

做法

1. 红豆洗净，浸泡1小时；大米淘净，浸泡30分钟。
2. 锅置火上，加入适量的清水煮沸，将红豆放入锅内，煮至熟烂时，再加入大米，大火煮沸后转用小火继续熬煮，至黏稠即可。

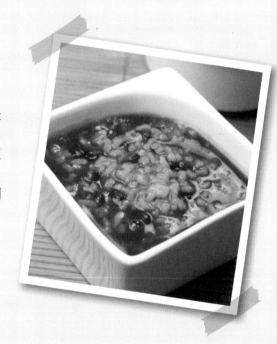

红豆薏米糊
促进排尿、清热解毒

材料 薏米50克，大米、红豆各20克，冰糖10克。

做法

1. 大米、薏米、红豆淘洗干净，薏米、红豆分别用清水浸泡5~6小时。
2. 将大米、薏米、红豆倒入全自动豆浆机中，加水至上、下水位线之间，至豆浆机提示米糊做好，加入冰糖搅至化开即可。

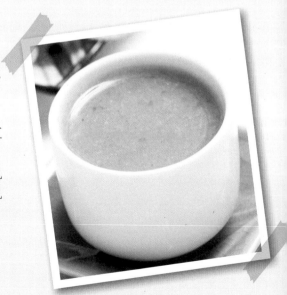

红枣: 增强脾胃消化功能

性味归经

性温,味甘,归脾、胃经。

如何养脾胃

《本草纲目》中记载,枣能益气、养肾、补血、养颜、补肝、降压、安神等,用于治疗"脾虚弱、食少便溏、气血亏虚"等病症。从营养学角度来说,红枣中含有蛋白质、脂肪、碳水化合物、有机酸、维生素C以及多种氨基酸,有利于增强脾胃的消化吸收功能。

其他主要功效

红枣可以美容抗衰老、补肝益肝、增强机体免疫力,还可以补五脏、补虚损等,并对过敏有很好的功效。

人群宜忌

☑ 适合贫血头晕、失眠、免疫功能低下、白细胞减少、慢性肝病、肝硬化、心血管等疾病的患者。

☒ 红枣有活血的作用,经期或有伤口的人不宜食用;糖尿病和体质燥热的人不宜食用红枣,因为红枣味甜,易生痰生湿,使病情更加恶化。

搭配宜忌

☑ **红枣+牛奶**

红枣是补气补血佳品,而牛奶具有补虚损、益脾胃的作用,两者搭配有开胃、健脾、补血的功效。

食用宜忌

☑ 枣皮含纤维过高,不易消化,多吃会胀气并损害消化功能。

☒ 红枣虽为补品,但食用过量的生鲜红枣会造成腹泻并损伤脾胃,因此生吃需适量。

小·偏方

取合欢花1朵、红枣5枚、冰糖适量,一起放入杯中,冲入沸水,加盖浸泡10分钟,代茶饮用即可。如果每天都喝上一杯,可以健脾安神,特别适合心情不佳者。

养|脾|胃|食|谱

山楂红枣莲子粥
养心安神、健胃消食

材料 大米100克，山楂肉50克，红枣、
莲子各30克。

做法
1. 大米洗净，用水泡30分钟；红枣、莲子
各洗净，红枣去核，莲子去心。
2. 锅置火上，倒入适量清水大火烧开，加
大米、红枣和莲子烧沸，待莲子煮熟烂
后放山楂肉，熬煮成粥即可。

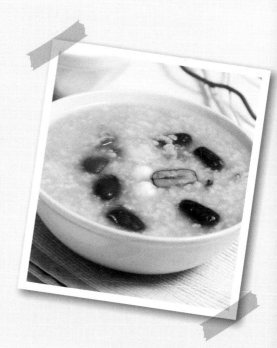

银耳红枣牛肉汤
健脾、养胃、润肺、美容

材料 牛肉200克，红枣20克，干银耳5
克，胡萝卜50克，冰糖10克，盐、
鸡精各适量。

做法
1. 牛肉洗净，切小块；红枣洗净，放入水
中浸泡片刻；干银耳用水泡发，洗净，
去蒂，切小朵；胡萝卜洗净，切片。
2. 将牛肉块、红枣放入砂锅中，加水烧沸
后转小火慢炖1小时，然后放料酒、姜
片、银耳、胡萝卜片炖至牛肉熟烂，加
盐和鸡精调味即可。

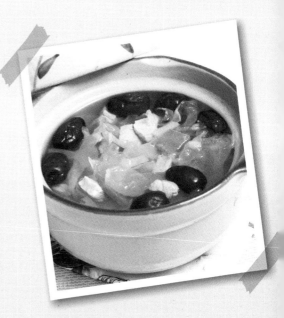

莲子：补脾、防治胃炎

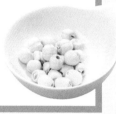

性味归经

性平，味甘、涩，归脾、肾、心经。

如何养脾胃

《本草纲目》中记载，莲子有"交心肾，厚肠胃，固精气，强筋骨，补虚损，利耳目，除寒湿，止脾泄久痢"之功效，是脾胃虚弱、慢性胃炎、消化不良者的上等食材。莲子中含有丰富的胡萝卜素和维生素C，能养心健脾，还有预防慢性胃炎的功效。

其他主要功效

莲子中所含的氧化黄心树宁碱对鼻咽癌有抑制作用；莲子心中所含的生物碱不但有强心作用，对青少年梦多、遗精频繁或滑精等症，也有很好的疗效。

人群宜忌

☑ 适宜脾胃虚弱、有慢性胃炎、消化不良、腹胀肚痛及有轻度失眠的人食用。

☒ 因莲子有涩肠止泻的功效，中满痞胀及大便燥结者不宜食用；年老体弱者，因阴虚内热、肠枯血燥引起的大便燥结者，也不宜食用莲子。

搭配宜忌

☑ **莲子 + 红薯**

莲子中的钙、磷和钾含量非常丰富，与红薯一起食用，对治疗习惯性便秘、慢性肝病有很好的疗效。

☑ **莲子 + 银耳**

两者同食，有助于促进肠胃蠕动，减少脂肪吸收，还有去除脸部黄褐斑、雀斑的功效。

食用宜忌

☒ 莲子生吃味道清香，但不可多吃，以免影响脾胃，引起腹泻。

莲子心是最好的安神药

莲子心是莲子中央的青绿色胚芽，味苦，有清热、固精、安神之效。用莲子心泡茶，可清心安神。

小偏方

取莲子心、生甘草各3克，开水冲泡当茶饮用，每日数次，具有清心、安神、降压功效。

养|脾|胃|食|谱

莲子红豆花生粥
补脾虚、宁心安神

材料 红豆50克，花生仁30克，大米50克，莲子10克，红糖适量。

做法

1. 红豆淘洗干净，浸泡4～6小时；花生仁挑净杂质，洗净，浸泡4小时；莲子洗净，泡软；大米淘洗干净。
2. 锅置火上，加适量清水烧开，下入红豆、花生仁、大米、莲子，用大火烧开，转小火煮至锅中食材全部熟透，加红糖煮至化开。

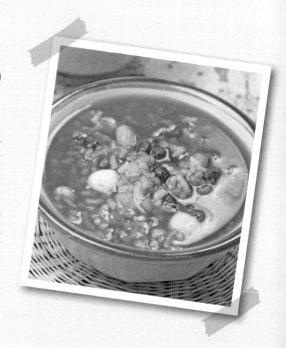

桂圆莲子汤
止脾胃虚寒引起的腹泻

材料 桂圆30克，芡实50克，薏米40克，莲子、百合、沙参、玉竹各20克，红枣4枚，冰糖适量。

做法

1. 薏米洗净，放入清水中浸泡3小时；其他材料洗净待用。
2. 煲中放入芡实、薏米、莲子、红枣、百合、沙参、玉竹，然后加入适量清水，大火煮沸，转至小火慢煮1小时，再加入桂圆煮15分钟，加入冰糖调味即可。

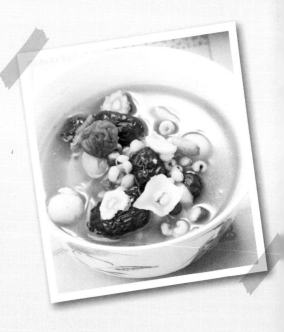

核桃: 开胃通肠

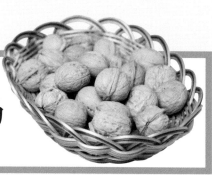

性味归经

性温，味甘，归肾、肺、大肠经。

如何养脾胃

李时珍称，核桃仁可益气补血、温肺润肠，还能治"心腹疝痛、血痢肠风"等症，腹疝痛、热毒血痢和肠胃有风，都与脾胃功能欠佳有关。此外，核桃中所含的不饱和脂肪酸和钾，具有润燥滑肠的作用，还能防止腹泻、呕吐等症状的发生。

其他主要功效

核桃可减少肠道对胆固醇的吸收，对动脉硬化、高血压病和冠心病人有益；核桃有温肺定喘和防止细胞老化的功效，还能有效改善记忆力、延缓衰老并润泽肌肤。

人群宜忌

☑ 适宜肾虚、肺虚、神经衰弱、气血不足、癌症患者食用；尤其适合脑力劳动者和青少年食用。

☒ 腹泻、阴虚火旺者，痰热咳嗽、便溏腹泻、内热盛及痰湿重者均不宜食用。

搭配宜忌

☑ **核桃 + 芹菜**

两者搭配，可降血压、补肝肾，对因肾精亏损而导致的肝阴虚以及肝阳上亢的高血压所致的头晕、头痛、眩晕等症有一定疗效。

☒ **核桃 + 野鸡**

核桃和野鸡相克，搭配在一起吃对大脑和心脏有一定损害作用。

食用宜忌

☑ 核桃含有较多脂肪，多食会影响消化，所以不宜一次吃得太多。

☒ 食用核桃时为保存营养，不宜剥掉核桃仁表面的褐色薄皮。

·小偏方

核桃仁研成细末，与红糖一起炒。每天早晨空腹吃一些，胃病会有所好转。

养|脾|胃|食|谱

核桃仁莲藕汤
养脾胃、抗老化

材料 莲藕250克，核桃仁80克，盐5克，香油少许。

做法
1. 莲藕去皮洗净，切成小块；核桃仁洗净备用。
2. 锅置火上，加适量清水煮开，放入莲藕和核桃仁，用大火煮沸，再改以小火煮至原料熟透，调入盐、香油即可。

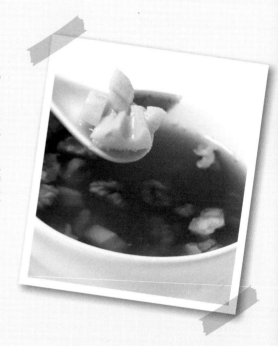

核桃花生小米粥
健脾和胃、养心安神

材料 小米100克，核桃仁、花生米各50克。

做法
1. 核桃仁稍微掰碎；小米淘洗干净。
2. 将小米放入锅中，加足量水，大火煮15分钟，加入核桃、花生，大火烧开，转用小火慢慢熬至浓稠即可。

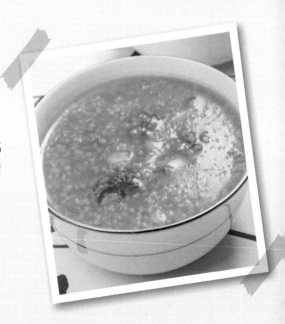

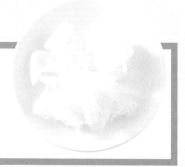

银耳：健脾生津

性味归经

性平，味甘、淡，归肺、胃、肾经。

如何养脾胃

中医认为，银耳能滋补生津、润肺养胃、补肺益气，对脾胃虚弱、阴虚火旺等症有很好的疗效，是清润益胃的上好食品。银耳中含有膳食纤维，可助胃肠蠕动，减少脂肪吸收，促进消化。

其他主要功效

银耳具有强精、补肾、强心、和血、壮身、补脑、提神、美容、嫩肤、延年益寿之功效。它能提高肝解毒能力，保护肝功能，增强机体抗肿瘤的能力，还能增强肿瘤患者对放疗、化疗的耐受力。

人群宜忌

☑ 适合阴虚火旺、老年慢性支气管炎、肺源性心脏病、免疫力低下、体质虚弱、内火旺盛、癌症、肺热咳嗽、肺燥干咳、妇女月经不调、胃炎、便秘者食用。

☒ 外感风寒、出血症、糖尿病患者应忌食。

搭配宜忌

☑ **银耳＋冰糖**

银耳具有润肺、养胃、生津的作用，冰糖可补中益气、和胃润肺、止咳嗽、化痰涎，二者搭配可增强有滋阴润肺、生津止渴的功效。

☒ **银耳＋富含铁的食物**

因银耳含磷丰富，磷与铁结合会生成难溶性化合物，不利于消化和吸收，所以银耳不宜与富含铁的食物，如菠菜、蛋黄、动物肝等同食。

食用宜忌

☒ 变质银耳不可食用。人吃了含有黄杆菌毒素的变质银耳后，会引起中毒。

☒ 不能食用隔夜银耳，因为银耳如存放时间过长，在细菌分解作用下，它所含的硝酸盐会还原成亚硝酸盐，亚硝酸盐是一种致癌物。

养|脾|胃|食|谱

银耳枸杞汤
和胃润肺、改善肝功能

材料 银耳20克，枸杞子10克，冰糖适量。

做法

1. 银耳用清水泡发，去根蒂，撕碎，洗净。
2. 枸杞子用清水浸泡3分钟，洗净。将银耳、枸杞子与冰糖一同入锅，加适量清水。
3. 将锅置于大火上煮沸，再用小火熬约1小时至银耳烂熟即可。

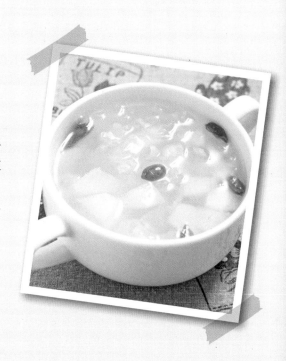

凉拌双耳
健脾养胃、润肠通便

材料 水发黑木耳、水发银耳各100克，葱花、干辣椒段、盐、鸡精、植物油各适量。

做法

1. 水发黑木耳和水发银耳洗净，撕成小片，焯透，捞出，晾凉，沥干，放入盘中。
2. 炒锅置火上，倒入适量植物油，待油烧至七成热，放入葱花、干辣椒段炒香，关火。
3. 将炒锅内的油连同葱花、干辣椒段均匀地淋在木耳和银耳上，用盐和鸡精调味即可。

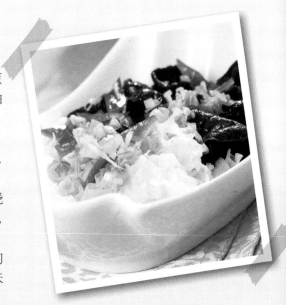

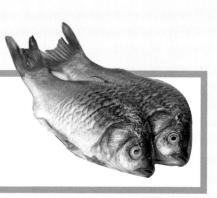

鲫鱼：和中开胃

性味归经

性平，味甘，归胃、脾、大肠经。

如何养脾胃

中医认为，鲫鱼能益脾开胃、利水除湿，适用于脾胃虚弱、食少乏力以及呕吐、干哕等症。鲫鱼中含有蛋白质、脂肪、维生素 A、钙、磷、铁等成分，对脾胃虚弱、食少乏力、呕吐或腹泻等症有很好的食疗作用；同时含有有利于消化的维生素 B_1、维生素 B_2、维生素 B_{12}，能保护胃黏膜，预防慢性胃炎。

其他主要功效

鲫鱼具有清热解毒、通络下乳之功效，可治疗水肿、腹水、产妇乳少等症。鲫鱼还有保护心血管的功效，可降低血液黏度，促进血液循环。

人群宜忌

☑ 适宜慢性肾炎水肿，肝硬化腹水，营养不良性水肿、脾胃虚弱，饮食不香的人食用，孕妇产前产后也宜吃鲫鱼。

☒ 感冒发热期间不宜多吃。

搭配宜忌

☑ **鲫鱼 + 豆腐**

豆腐中的蛋氨酸含量较少，而鲫鱼中氨基酸含量非常丰富；豆腐含钙较多，偏碱性，而鲫鱼富含维生素 D，呈弱酸性，二者搭配可调节人体酸碱平衡。

☒ **鲫鱼 + 猪肝**

鲫鱼含有多种生物活性物质，和猪肝同时食用会降低猪肝的营养价值，并导致腹痛、腹泻。

鲫鱼能止牙龈出血

鲫鱼美味滋补，还是一种难得的药用食材，将鲫鱼磨成粉服用，对牙龈出血等症有很好的辅助疗效。

小偏方

将鲫鱼与当归一起研磨成粉服用，可用来止牙龈出血和乌胡须。

养|脾|胃|食|谱

鲫鱼蒸蛋
和胃补虚、利水消肿

材料 鲫鱼500克，鸡蛋1个，植物油、香油、盐、酱油、料酒、味精、鲜汤、葱花各适量。

做法

1. 鲫鱼处理干净，用刀在鱼体两面切花刀，抹匀盐、料酒。
2. 将鸡蛋磕开，打散，倒入适量鲜汤，加盐、味精、植物油搅匀。
3. 将鲫鱼放在鸡蛋汁中，上屉，大火蒸15分钟，另取一碗，放入葱花、酱油、香油和鲜汤，调成味汁，浇在鱼上即可。

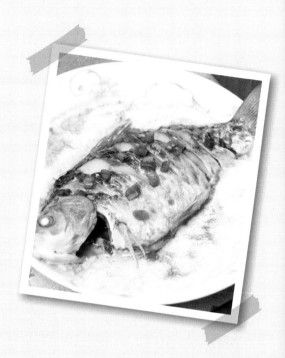

鲫鱼冬瓜汤
补中益气、健脾化湿

材料 鲫鱼1条，冬瓜300克，盐、胡椒粉各3克，葱段、姜片、清汤、料酒各适量，香菜末少许。

做法

1. 将鲫鱼处理干净，洗净沥干；冬瓜去皮、去瓤，切成大片。
2. 锅置火上，放油烧至六成热，放入鲫鱼煎至两面金黄出锅。
3. 锅内留底油烧至六成热，放姜片、葱段煸香，放入鲫鱼、料酒，倒入适量清汤大火烧开，开锅后改小火焖煮至汤色乳白，加冬瓜煮熟后，加盐、胡椒粉，撒香菜末即可。

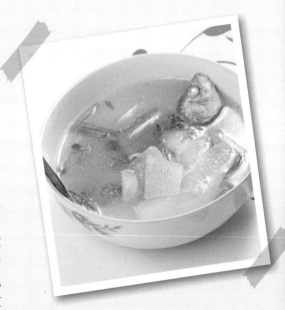

羊肉: 温胃、促消化

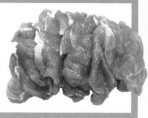

性味归经

性温,味甘,归脾、肾经。

如何养脾胃

《本草从新》中说,羊肉具有"补虚劳,益气力,壮阳道,开胃健力"的功效,能治疗脾胃虚寒所致的反胃、身体虚弱、畏寒等症。从营养学的角度说,羊肉中所含的维生素A,能保护胃肠黏膜,防止胃肠疾患发生;消化酶能保护胃壁,易于消化。

其他主要功效

羊肉性温热,含大量的蛋白质、碳水化合物和热量,冬季食用不仅能御寒,还对虚寒哮喘、肾亏阳痿、腹部冷痛、体虚怕冷、腰膝酸软、气血两亏、病后身体虚亏等症有治疗和补益效果。

人群宜忌

☑ 适宜虚寒哮喘、肾亏阳痿、腹部冷痛、体虚怕冷、腰膝酸软、面黄肌瘦、气血两亏等症患者。

☒ 患有肝病、高血压病、急性肠炎或其他感染性疾病的病人,或者有其他热症的病人不宜食用。

搭配宜忌

☑ **羊肉 + 萝卜**

羊肉性热,萝卜性凉,搭配在一起吃不容易上火,而且萝卜能去除羊肉的膻味。

☒ **羊肉 + 竹笋、红豆**

若羊肉与竹笋、红豆同食,会引起腹痛,中毒。

食用宜忌

☑ 食用羊肉时一定要炒透烧熟。因没熟透的羊肉内易藏匿旋毛虫细菌,吃后不但不容易被消化,还可能使人感染上旋毛虫病。

☒ 夏秋季节气候热燥,不宜多吃羊肉,以免上火。

小·偏方

将羊肉切成5厘米长、3厘米宽的大片,加入料酒、胡椒粉拌匀;在竹竿上抹一层香油,把羊肉片整齐地摆在上面,放室外风干3小时后取下。经常炒食可辅助治疗腰椎间盘突出症。

养|脾|胃|食|谱

葱爆羊肉
温补和胃

材料 羊肉片300克，大葱150克，腌肉料（酱油、料酒各10克，淀粉、胡椒粉少许），蒜片、料酒、酱油、醋各5克，香油少许。

做法

1. 羊肉片洗净，腌肉料在碗内调匀，将羊肉和腌料拌匀腌渍15分钟；大葱洗净，斜切成段。
2. 锅置火上，倒入油烧热，爆香蒜片，放入肉片大火翻炒，约10秒钟后将葱段入锅，稍翻炒后先沿着锅边淋下料酒烹香，然后立刻加入酱油，翻炒一下，再沿锅边淋醋，滴香油，炒拌均匀，大葱断生即可。

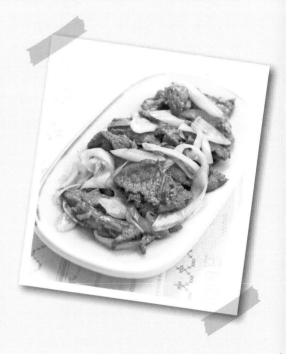

羊肉胡萝卜煲
温胃、补肾

材料 羊瘦肉300克，胡萝卜丝150克，豌豆60克，山药片100克，草果、葱白段、姜片、醋各10克，黄酒20克，盐、胡椒粉各5克。

做法

1. 将羊瘦肉洗净，切小块，焯水，捞出；豌豆洗净；草果放纱布袋内，扎紧。
2. 将羊肉放入砂锅内，再加山药片、葱白段、姜片、黄酒、草果，放适量清水，用大火煮沸，撇去浮沫。
3. 用小火炖至羊肉酥烂，捞去葱、姜、草果布袋，加入胡萝卜丝、豌豆煮熟，再加盐、醋、胡椒粉调味即可。

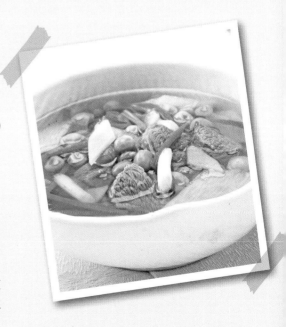

牛肉: 增强胃肠动力

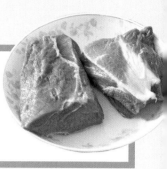

性味归经

性温，味甘，归脾、胃经。

如何养脾胃

中医认为牛肉能补脾胃、益气血、强筋骨，治虚损赢瘦、消渴、脾弱不运，是健脾养胃的绝佳食材。从营养学的角度来讲，牛肉中含有丰富的蛋白质，能合成消化酶，增强胃肠动力，防止消化不良。

其他主要功效

牛肉中的氨基酸组成比猪肉更接近人体的需要，能提高机体的抗病能力，对生长发育和病后调养的人在补充失血、修复组织方面都有很好的疗效。

人群宜忌

☑ 适宜具有中气下陷、气短体虚、面黄目眩、筋骨酸软等症的病人食用。

☒ 因牛肉属高嘌呤、高蛋白食物，在体内代谢后会产生大量尿酸，患皮肤病、肝病、肾病的人食用可能会加重病情。

搭配宜忌

☑ **牛肉 + 红枣**

牛肉中含有锌与谷氨酸盐和维生素 B_6，与红枣一起炖服，有促进肌肉生长和伤口愈合的功效，尤其适合病后体虚者。

☒ **牛肉 + 栗子**

二者同食易引起呕吐或消化不良等症。

食用宜忌

☒ 牛肉不宜吃太多，一般1周吃1次即可。

☒ 牛肉的纤维组织较粗，切的时候最好不要顺着纤维组织切，宜横切，这样将长纤维切断，不仅易熟，还易于消化。

小偏方

取1000克牛肉，洗净，放入锅中，加水适量，旺火煮沸，取出牛肉，冲净浮沫，切成小块。将牛肉再放入锅中加水煮沸，改小火继续煮，至肉汁黏稠时加入250毫升黄酒、适量粗盐，再熬至稠黏时停火，将黏稠液倒入盆内，冷藏备用。每日3次，每次3汤匙，可辅助治疗低血压。

养|脾|胃|食|谱

萝卜炖牛腩
促进消化

材料 牛腩 400 克，白萝卜块 250 克，料酒、酱油各 15 克，葱末、姜片各 10 克，盐 5 克，大料、胡椒粉各 4 克，味精少许。

做法

1. 牛腩洗净、切块，焯烫，捞出。
2. 砂锅置火上，放入牛腩、酱油、料酒、姜片、大料和适量清水，大火烧沸后转小火炖 2 小时。
3. 加入白萝卜块，继续炖至烂熟，放入盐、胡椒粉、味精拌匀，撒上葱末即可。

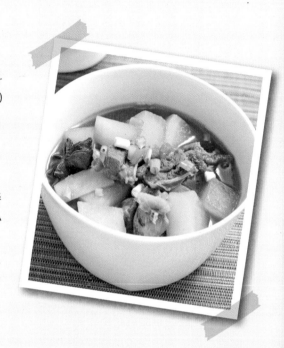

五香酱牛肉
健脾、提高免疫力

材料 牛肉 500 克，姜片、葱段、蒜片各 10 克，冰糖、老抽、料酒各 15 克，盐、花椒、香叶、大料、干辣椒、白芷、丁香、香菜段各适量。

做法

1. 牛肉洗净，扎小孔，放姜片、蒜片、葱段、盐、老抽、料酒腌渍 2 小时。
2. 锅内放油烧热，放冰糖小火炒化，加适量清水，放牛肉及腌渍的汁，大火煮开，倒入花椒、香叶、大料、干辣椒、白芷、丁香，中小火煮至牛肉烂熟即可。
3. 待牛肉自然凉后切片，码盘，放香菜即可。

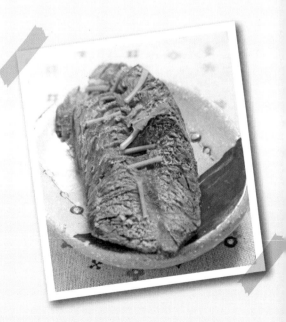

鸡肉：温中补脾

性味归经

性平，味甘，归脾、胃经。

如何养脾胃

中医认为，鸡肉有温中补气、补虚填精、益五脏、健脾胃、活血脉，以及强筋骨的功效。鸡肉营养价值高，内含蛋白质、钙、磷、铁等元素，容易被人体吸收和利用，是增强体力、强壮身体的佳品。其所含的维生素 A 和维生素 C，能保护胃肠黏膜，防止胃肠疾病的发生。

其他主要功效

鸡肉可提高人体免疫力，缓解由于肾精不足所致的小便频繁、耳聋、精少精冷等症，同时还具有抗氧化和解毒的功效，能改善心脑功能，促进儿童智力发育。

人群宜忌

☑ 一般人群均可食用，老人、病人、体弱者更宜食用。

☒ 感冒发热、内火偏旺、痰湿偏重之人，患有肥胖症、热毒疖肿之人，高血压病、血脂偏高、胆囊炎、胆石症、动脉硬化、冠心病患者忌食。

搭配宜忌

☑ **鸡肉 + 香菇**

鸡肉含甲硫氨基酸，和香菇中的膳食纤维共同作用，能促进排泄，改善便秘，预防脑卒中和大肠癌。

☒ **鸡肉 + 柠檬**

鸡肉最好不要和柠檬同时食用，因鸡肉中的蛋白质和柠檬中的柠檬酸结合，会形成不利于人体消化的物质。

食用宜忌

☒ 鸡屁股是淋巴结最为集中的地方，也是储存病菌、病毒和致癌物的仓库，应该扔掉不吃。

小偏方

将一只三黄鸡去皮、油，洗净，出水，备用。锅中放适量的水，水沸后放入鸡及适量的葱、姜、盐、料酒，煲1小时，放入枸杞子再煲10分钟，放入胡椒粉调味即可饮用。可辅助治疗流行性感冒。

养|脾|胃|食|谱

四川棒棒鸡

益气健脾

材料 鸡腿300克，炒熟花生仁碎30克，熟白芝麻10克，黄瓜丝50克，葱段、姜片、料酒、芝麻酱、辣椒油、香菜末各10克，酱油、花椒油、香油、盐、白糖各5克，花椒、花椒粉各2克。

做法
1. 鸡腿洗净，加葱段、姜片、料酒、花椒、盐和清水煮，至熟后捞出，冲洗干净。
2. 用木槌将鸡肉组织打散，然后撕成条；碗内放入酱油、芝麻酱、辣椒油、白糖、花椒油、香油、花椒粉调成味汁。
3. 将鸡肉丝装盘，加黄瓜丝、调味汁拌匀，撒上熟花生仁碎、熟芝麻和香菜末即可。

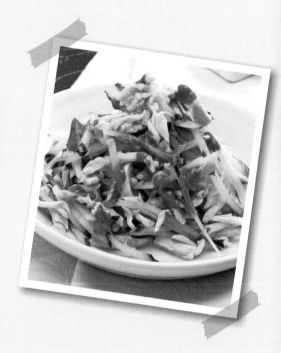

竹排糯香鸡翅

温中补脾、益气养血

材料 鸡翅中400克，糯米粉50克，香辣酱、料酒、盐、植物油、鸡粉、鲜红椒、姜末、葱末各适量。

做法
1. 鸡翅中洗净，加葱末、姜末、盐、料酒腌渍；鲜红椒洗净，切粒。
2. 将鸡翅中沥干水，加香辣酱、鸡粉拌匀，腌渍15分钟。
3. 将鸡翅中放入适量植物油，再均匀地粘上糯米粉，上火蒸8分钟，取出，放在竹排上，撒上红椒粒即可。

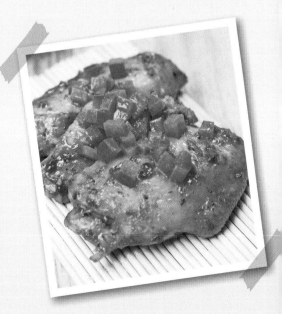

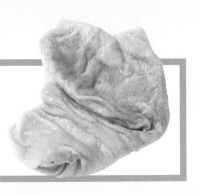

猪肚：养胃补虚

性味归经

性温，味甘、微酸，归脾、胃经。

如何养脾胃

中医认为，猪肚具有补虚损、健脾胃的功效，对脾胃虚弱、食少便溏、小便频繁、气短消瘦、胃下垂等症有一定的效果。从营养学的角度来说，猪肚中所含的蛋白质、脂肪、碳水化合物、维生素及钙、磷、铁等，也具有补虚损、健脾胃的功效。

其他主要功效

经常食用猪肚，可治热劳、通血脉。由于猪肚中含有生物碱，还具有止白带、防治遗精的作用。

人群宜忌

☑ 适宜虚劳瘦弱、脾胃虚弱、食欲不振、泄泻下痢、中气不足、气虚下陷、男子遗精、女子带下者食用。

☒ 高脂血症患者忌食。

搭配宜忌

☑ **猪肚 + 豆芽**

猪肚具有补虚损、健脾胃的作用，黄豆芽具有清热明目等作用，两者同吃可增强免疫力。

☒ **猪肚 + 菱角**

二者一起食用，可能引起腹痛。

食用宜忌

☒ 猪肚一次不能吃太多，不易消化。

☒ 不能吃没熟透的猪肚，容易引起腹泻，感染弓形虫。

小·偏方

猪肚1具，洗净去脂膜，把生蒜瓣放置其内，到肚满为止。放在锅里，从早晨煮到晚上，至肚内大蒜呈糜烂状为宜。将肚拿出来，杵成膏状，再放入平胃散一起杵，做成黄豆大小的丸。每天30丸，空腹时用淡盐水或米汤送服，可治水泻。

养|脾|胃|食|谱

胡椒猪肚汤

暖胃除寒

材料 净猪肚、猪骨各 200 克，盐、胡椒粒、香菜末各适量。

做法

1. 将净猪肚洗净；猪骨洗净，入水中余烫后捞出；将胡椒粒放在干净纱布里，扎紧，塞进猪肚里。

2. 取砂锅，将猪骨放在底层，然后放上猪肚，倒入适量水，大火烧开，撇去浮沫，改小火继续熬煮，待猪肚变色后捞出，取出纱布包；汤不要倒掉，捞出浮油，继续小火熬煮。

3. 将猪肚切丝，重新放入汤中，放适量盐，沸腾后，放香菜末调味即可。

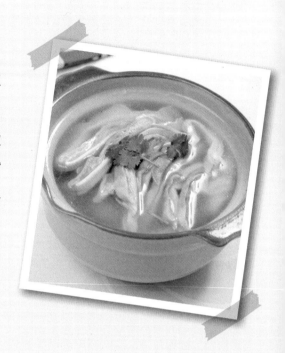

莲子猪肚汤

补脾虚、润肺止咳

材料 猪肚 150 克，去心莲子 50 克，植物油、葱段、姜片、盐、料酒、味精、白糖各适量。

做法

1. 毛肚洗净，切片；去心莲子洗净，放入水中泡软。

2. 锅内倒植物油烧热，下葱段、姜片炒香，加入适量热水，下莲子煮 30 分钟。

3. 然后下毛肚，用盐、味精、白糖、料酒调好口味，煮至再次开锅即可。

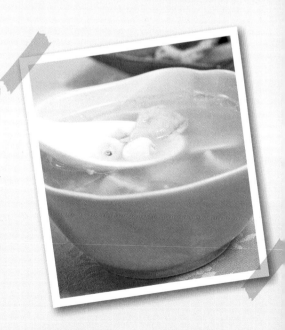

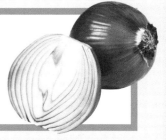

洋葱: 养胃、增食欲

性味归经

性温，味甘、微辛，归肝、脾、胃、肺经。

如何养脾胃

中医认为，洋葱具有提高胃肠道张力、促进胃肠蠕动的功效，有一定的开胃作用，对萎缩性胃炎、胃动力不足、消化不良等引起的食欲不振有明显效果。从营养学的角度来说，洋葱含有可降低胆固醇的含硫化合物，具有治疗消化不良、食欲不振等症的功能。

其他主要功效

洋葱能防止坏血病的发生，可以利尿、祛痰、促进食欲，还可用来治疗感冒、胃肠病、胆结石、疟疾和风湿病。洋葱还有杀菌消炎的功效，吃生洋葱还可以预防感冒。另外，洋葱还可以抗衰老以及防止骨质疏松。

人群宜忌

☑ 特别适宜高血压病、高脂血症、动脉硬化、糖尿病、癌症、急慢性肠炎、痢疾患者以及消化不良者食用。

☒ 皮肤瘙痒性疾病、眼疾、胃病患者要少吃；洋葱辛温，热病患者应慎食。

搭配宜忌

☑ **洋葱 + 猪肝**

洋葱配以补肝明目、补益气血的猪肝，可为人体提供丰富的蛋白质、维生素 A 等多种营养物质，具有补虚损的功效。

☒ **洋葱 + 海带**

海带含有丰富的碘和钙，与富含草酸的洋葱搭配易形成结石，多食会使人便秘。

食用宜忌

☑ 根据皮色，洋葱可分为白皮、黄皮和紫皮三种。从营养价值的角度评估，紫皮洋葱的营养更好一些。这是因为紫皮洋葱相对于其他两种洋葱味道更辛辣，这就意味着其含有更多的蒜素。此外，紫皮洋葱的紫皮部分还含有更多的槲皮素，后者具有较好的祛痰止咳平喘的作用。

☒ 洋葱一次不宜食用过多，否则容易引起眼睛分泌物增多和发热。

养|脾|胃|食|谱

洋葱炒肉
增加胃动力、提供能量

材料 洋葱 200 克，里脊肉 250 克，酱油、料酒、盐、淀粉、植物油各适量。

做法

1. 洋葱去掉老皮，洗净，用冷水泡 10 分钟，然后切成片。
2. 把里脊肉洗净，切成薄薄的小片，用酱油、淀粉、料酒腌 10 分钟左右。
3. 锅中倒入适量油，待油烧至八成热时，滑入肉片，迅速炒散，炒至肉片变色断生后加入洋葱翻炒，直到炒出香味，加入盐出锅即可。

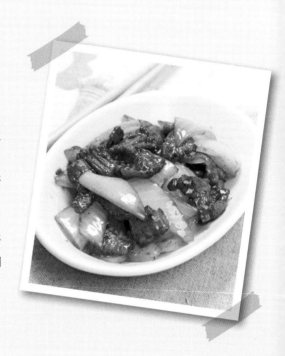

洋葱炒鸡蛋
防治消化不良和食欲不振

材料 洋葱 1 个，鸡蛋 2 枚，盐、白糖、五香粉各适量。

做法

1. 洋葱去老皮和蒂，洗净，切丝；鸡蛋磕开，打散，搅匀。
2. 炒锅置火上，倒油烧热，倒入鸡蛋液炒成块，盛出。
3. 锅底留油，烧热，放入洋葱丝炒熟，倒入鸡蛋块翻匀，调入盐、白糖、五香粉即可。

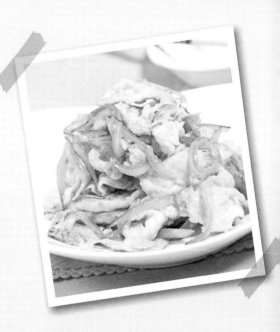

大蒜：防治腹泻、痢疾

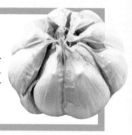

性味归经

性温，味辛、甘，归脾、胃、肺经。

如何养脾胃

中医认为，大蒜有温中消食、行滞气、暖脾胃、消积、解毒、杀虫的功效，可治饮食积滞、泄泻、水肿胀满等症。大蒜含有蒜氨酸，进入人体内能形成大蒜素，能杀死痢疾杆菌，对腹泻、痢疾等有很好的疗效。腹泻、痢疾等症均是由消化功能不良引起的，所以大蒜的保健功能主要表现在养脾胃上。

其他主要功效

大蒜具有抗菌消炎的作用，可调节血糖、保护心血管、抗高血脂和动脉硬化、抗血小板凝集。

人群宜忌

☑ 肺结核病患者、癌症患者、胃酸减少和胃酸缺乏者、高血压病患者、动脉硬化患者，患有痢疾、伤寒、感冒的人宜食。

☒ 大蒜有较强的刺激性，胃溃疡患者和患有头痛、咳嗽、牙疼等疾病时，不宜食用；过量食用大蒜会对视力和肝功能造成损害，有肝病的人不宜常食。

搭配宜忌

☑ **大蒜 + 瘦肉**

瘦肉中含有维生素 B_1，与大蒜的蒜素结合，不仅可以使维生素 B_1 的析出量提高，延长维生素 B_1 在人体内的停留时间，还能促进血液循环以及尽快消除身体疲劳、增强体质。

☒ **大蒜 + 蜂蜜**

二者同食，容易导致腹泻。

食用宜忌

☒ 大蒜不能多食，大量食用大蒜还对眼睛有刺激作用，容易引起结膜炎。

☒ 大蒜不宜空腹食用，因为大蒜有较强的刺激性和腐蚀性，空腹食用会伤胃。

> **小偏方**
>
> 大蒜 10 克，白糖适量。将大蒜去皮捣烂，加开水 50 毫升，澄清加白糖适量即成。此浸液具有止咳解毒的功效，适用于百日咳痉咳期。

养|脾|胃|食|谱

蒜蓉菠菜

暖胃除寒

材料 菠菜300克，大蒜20克，盐4克，
鸡精、油适量。

做法

1. 菠菜择洗干净，大蒜切碎。
2. 把菠菜放入加有盐的沸水中焯烫，捞出，
沥干。
3. 锅置火上，放油烧热，下蒜蓉煸香，再
放入菠菜，加盐、鸡精炒至入味即可。

温馨小·贴士

切蒜蓉的时候，可把蒜整粒放在
案板上，用刀拍一下，能快速使蒜和
蒜皮分离。

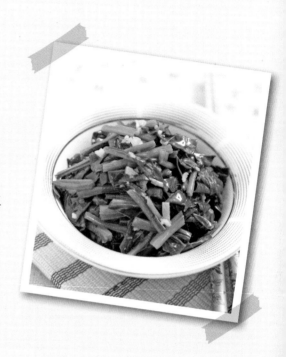

腊八蒜

防治腹泻、杀菌

材料 大蒜300克，醋150克，白糖80克。

做法

1. 选择干净盛具，用开水煮过消毒，作为
泡腊八蒜的容器。
2. 选好大蒜，去皮洗净，晾干，放入容
器中，先加醋，再加白糖拌匀，置于
10~15℃的阴凉处泡制10天即可。

温馨小·贴士

醋、糖的配量还可以适当根据个
人口味变换，但不可变动过大。也可
不放糖。

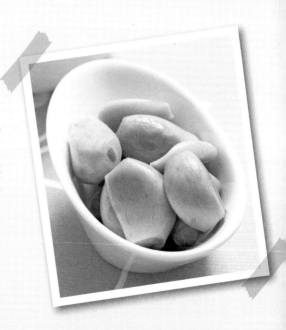

白萝卜：促进肠胃蠕动

性味归经

性凉，味辛、甘，归肺、脾经。

如何养脾胃

《本草纲目》中说，白萝卜是"蔬中最利者"，具有下气消食、除痰润肺、解毒生津、和中止咳、利大小便等作用，能够治疗食积腹胀、消化不良、胃纳欠佳等症。从营养学的角度来说，白萝卜中所含的淀粉酶和膳食纤维，能促进食物中的淀粉消化，增强食欲，防治胃肠道食物积滞和胀气。

其他主要功效

白萝卜中含有丰富的维生素A、维生素C，能防止皮肤老化，阻止黑色素的形成，保持皮肤的柔嫩。此外维生素A和维生素C都有抗氧化作用，可以有效防治癌症，也可以预防血管老化和动脉硬化。

人群宜忌

☑ 适合消化不良者。

☒ 萝卜性偏寒凉而利肠，脾虚泄泻者慎食或少食；胃溃疡、十二指肠溃疡、慢性胃炎、单纯性甲状腺肿、先兆流产、子宫脱垂等患者忌吃。

搭配宜忌

☑ **白萝卜 + 牛肉**

牛肉有补脾胃、益气血的功效，白萝卜能治疗食积腹胀、消化不良，二者搭配，更有利于健脾消食。

☒ **白萝卜 + 黑木耳**

白萝卜和黑木耳同时吃容易引发皮炎。

食用宜忌

☑ 白萝卜可生食也可熟食，熟食顺气效果好。

☒ 白萝卜皮中含有钙等营养成分，因此不宜去皮食用。

小偏方

把萝卜皮捣成汁，再加少许的酒，温热后饮服，可辅助治疗鼻子出血。

养|脾|胃|食|谱

白萝卜银耳汤
促进消化、润肺止咳

材料 白萝卜 100 克，银耳 10 克，鸭汤适量。

做法

1. 白萝卜洗净，擦成丝；银耳泡发，去除杂质，撕成块。
2. 将白萝卜和银耳放入清淡的鸭汤中，用小火炖熟即可。

温馨·小·贴士

萝卜丝最好不用刀切，而用擦板擦丝，这样里面的成分才能更好地释放出来。

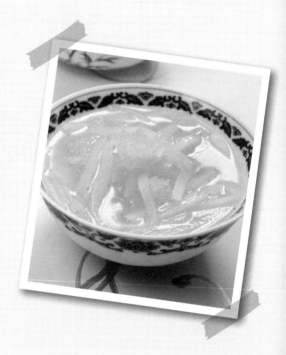

白萝卜羊肉蒸饺
下气消食、暖胃温中

材料 面粉 500 克，白萝卜 200 克，羊肉馅 250 克，葱末 10 克，花椒水 50 克，盐、生抽、味精、胡椒粉、香油各适量。

做法

1. 白萝卜洗净，擦丝，用开水烫过，过凉，挤去水分，加生抽拌匀；羊肉馅加生抽、花椒水、盐、味精、胡椒粉搅拌，加入白萝卜丝、葱末、香油拌匀，制成馅料。
2. 面粉加适量热水搅匀，揉成烫面面团，将面团搓条，切成小面团，擀成饺子皮。
3. 取饺子皮，包入馅料捏成饺子生坯，然后放蒸笼中，大火蒸熟即可。

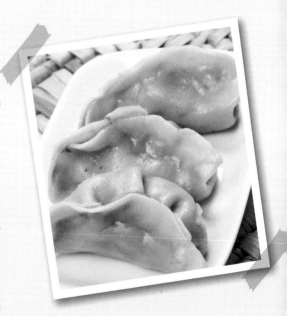

茭白：清热健脾

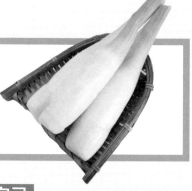

性味归经

性寒，味甘，归肺、胃、肾经。

如何养脾胃

中医认为，茭白具有清热生津、利尿除湿、通利二便的功效，主治暑湿腹痛、中焦痼热、烦渴、二便不利等症，是清热健脾的上好食材。茭白中含有丰富的促进消化的维生素，能保护胃黏膜、促进消化、防止腹泻。

其他主要功效

茭白可清湿热、解毒、催乳汁，其中的豆甾醇能清除体内活性氧，抑制酪氨酸酶活性，从而阻止黑色素生成，它还能软化皮肤表面的角质层，使皮肤润滑细腻。

人群宜忌

☑ 适宜患有高血压病、黄疸型肝炎、妇女产后乳汁缺少以及酒精中毒者食用。

☒ 患有泌尿系统结石者不宜经常食用；平时脾胃虚寒、腹泻便溏者忌食。

搭配宜忌

☑ **茭白 + 牛肉**

二者同食，能促进乳汁分泌。

☒ **茭白 + 豆腐**

茭白和豆腐一起食用，容易产生化学反应，形成结石。

食用宜忌

☒ 茭白不能生食，凉拌食用时也要先焯水。

·小·偏方

茭白捣烂，每晚睡前敷于患部，次日晨洗去；同时，每日用茭白100克煎水服饮，对酒渣鼻的症状会有所缓解。

养|脾|胃|食|谱

茭白炒肉片
助消化、通乳

材料 猪肉 100 克，茭白 150 克，盐、料酒、淀粉、糖、植物油各适量。

做法

1. 将茭白洗净，切片；猪肉洗净，切片，将猪肉片加入盐、料酒、淀粉拌匀腌 5 分钟。
2. 锅内加入适量油，待油烧热后，将腌好的猪肉片放入锅中翻炒至变色，然后加入茭白共同翻炒，快熟时加入盐、糖调味即可。

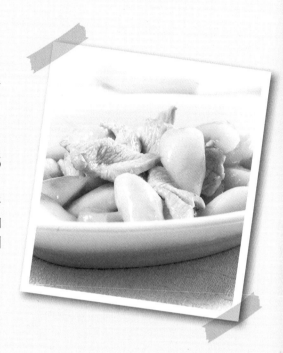

开阳茭白
清热健脾

材料 茭白 300 克，泡发海米（开阳）50 克，酱油、醋各 10 克，盐 5 克，水淀粉适量。

做法

1. 茭白去壳，洗净，切块，炸黄捞出。
2. 油锅烧热，炸香海米，放酱油、醋、盐和水烧开，倒茭白块翻炒熟，用水淀粉勾芡即可。

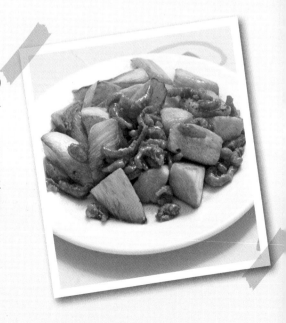

菠菜：通肠养胃

性味归经

性凉，味甘，归肠、胃经。

如何养脾胃

中医认为，菠菜可"开胸隔，通肠胃"，还能润燥活血，治大便涩滞。大便干燥带血和大便涩滞都与脾胃功能失调有关，因此菠菜的保健功效主要表现在养胃、健脾、通肠等方面。此外，菠菜中含有大量的膳食纤维，具有促进肠道蠕动的功效，能利排便、帮助消化。

其他主要功效

菠菜具有通便清热、理气补血、防病抗衰等功效，它对各种贫血症和糖尿病、肺结核、高血压病等可起辅助治疗作用。

人群宜忌

☑ 适宜高血压病、便秘、贫血、坏血病患者以及皮肤粗糙者、过敏者食用。由于菠菜烹熟后软滑易消化，所以还特别适合老、幼、病、弱者食用。

☒ 患有尿路结石、肠胃虚寒、大便溏薄、脾胃虚弱、肾功能不足、肾炎和肾结石等病症者少食或忌食。

搭配宜忌

☑ **菠菜 + 猪肝**

二者搭配食用，可辅助治疗贫血。

☒ **菠菜 + 豆腐**

因为菠菜含有大量的草酸，而豆腐则含有钙离子，一旦菠菜中的草酸和豆腐里的钙质结合，就会引起结石，还影响钙的吸收。

食用宜忌

☑ 菠菜食用前要先在沸水中焯一下。因菠菜富含草酸，草酸根离子在肠道内与钙结合后易形成草酸钙沉淀，不仅阻碍人体对钙的吸收，而且还容易形成结石。沸水可去草酸。

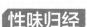

小·偏方

鲜菠菜500克洗净切断，猪血250克切成块状，加清水适量煮汤，调味后佐餐服用，每日或隔日1次，连服2次，可改善便秘。

养|脾|胃|食|谱

菠菜炒猪肝
改善便秘、保护视力

材料 猪肝250克，菠菜100克，水淀粉
30克，料酒、醋各10克，葱末、姜
末、蒜末、白糖各5克，盐3克，
味精、油各适量。

做法
1. 猪肝洗净，切片，加水淀粉、料酒抓匀
上浆；菠菜择洗干净，焯水，捞出沥干，
切段。
2. 锅置火上，倒油烧至六成热，炒香葱末、
姜末、蒜末，放猪肝片炒散，放菠菜、
盐、白糖翻匀，调味精、醋，用水淀粉
勾芡即可。

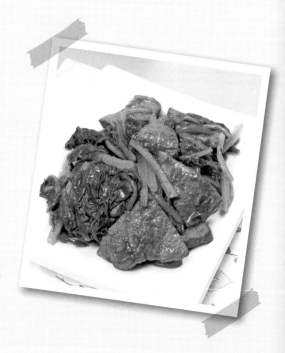

菠菜猪血汤
调脾胃、排毒

材料 菠菜150克，猪血200克，盐4克，
香油2克。

做法
1. 将猪血洗净，切块；菠菜洗净，焯水，
切段。
2. 将猪血块放入砂锅，加适量清水，煮至
熟透，再放入菠菜段略煮片刻。
3. 加入盐调味，淋香油即可。

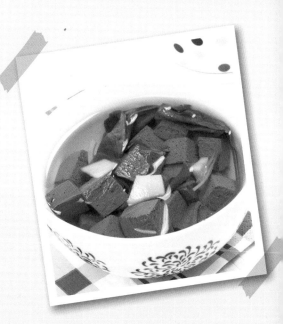

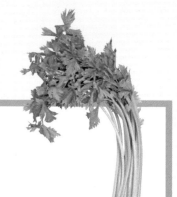

芹菜：祛脾胃湿热

性味归经

性凉，味甘，归肝、胃、肺经。

如何养脾胃

芹菜能健胃利血、清肠利便，对脾胃湿热引起的大便溏泄、身热口苦、渴不多饮、尿少而黄等症有很好的食疗作用。芹菜中还含有具有药效成分的芹菜苷、佛手苷内酯和挥发油，能促进胃液分泌，增加食欲。经常吃芹菜，可刺激胃肠蠕动，利于排便。

其他主要功效

芹菜具有平肝清热、祛风利湿、除烦消肿、凉血止血、解毒宣肺、降低血压、润肺止咳、健脑镇静的功效。常吃芹菜，对预防高血压病、动脉硬化等都十分有益，并有辅助治疗作用。

人群宜忌

☑ 皮肤粗糙、肝火过旺、经常失眠、头痛、高血压病患者适宜多食。

☒ 脾胃虚寒、低血压病患者忌食。

搭配宜忌

☑ **芹菜 + 牛肉**

芹菜可清热利尿、降胆固醇、降血压，还含有大量的粗纤维；牛肉补脾胃，两者相配能够保证营养供应，还具有瘦身的作用。

☒ **芹菜 + 黄瓜**

黄瓜中含有维生素 C 分解酶，若与芹菜同食，芹菜中的维生素 C 将会被分解破坏，因而营养价值大大降低。

食用宜忌

☒ 吃芹菜不能只吃茎不吃叶，因芹菜叶比茎的营养要高出很多倍，可连同芹菜梗一起吃，也可单独凉拌。

☒ 芹菜性凉，不宜多吃，最好以每天30 克左右为宜，多吃容易引起胃寒。

养|脾|胃|食|谱

炝拌芹菜腐竹
促进胃液分泌、降血压

材料 芹菜 250 克，腐竹 50 克，葱花、盐、鸡精、植物油各适量。

做法

1. 腐竹洗净，切菱形段，入沸水中焯 30 秒，捞出，晾凉，沥干水分；芹菜择洗干净，切菱形段，入沸水中焯透，捞出，晾凉，沥干水分；取盘，放入腐竹段、芹菜段、盐和鸡精搅拌均匀。
2. 锅置火上，倒入适量植物油，待油温烧至七成热，加葱花炒出香味，关火。
3. 将炒锅内的油连同葱花一同淋在腐竹和芹菜段上拌匀即可。

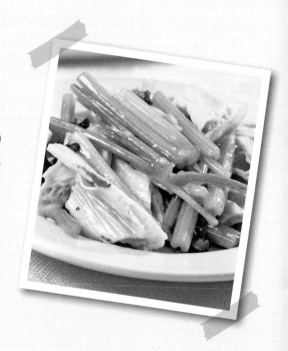

西芹百合
促进胃肠蠕动、清热解暑

材料 西芹 250 克，鲜百合 50 克，蒜末、盐各 3 克，味精、香油各少许。

做法

1. 西芹择去叶，洗净切片；鲜百合洗净，掰瓣；将西芹和百合分别焯烫一下捞出。
2. 油锅烧热，下蒜末爆香，倒入芹菜和百合炒熟，加盐、味精，淋上香油即可。

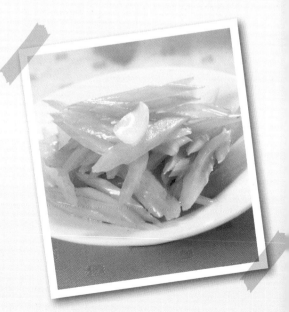

圆白菜：防治胃溃疡

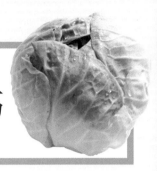

性味归经

性平，味甘，归脾、胃经。

如何养脾胃

中医认为，圆白菜具有润脏腑、益心力、利脏器等功效，对脾胃虚弱引起的消化不良、胃脘疼痛等症有很好的食疗效果。圆白菜中含有某种溃疡愈合因子，对溃疡有着很好的治疗作用，能加速创面愈合，是胃溃疡患者的有效食品。多吃圆白菜，还可以增进食欲、促进消化、预防便秘。

其他主要功效

圆白菜可补骨髓、润脏腑、益心力、壮筋骨、清热止痛，对睡眠不佳、多梦易睡、耳目不聪、关节屈伸不利等病症有很好的食疗效果。

人群宜忌

☑ 特别适合动脉硬化、胆结石症患者、肥胖患者及有消化道溃疡者食用。

☒ 皮肤瘙痒性疾病、眼部充血患者忌食。圆白菜含有膳食纤维量多，故脾胃虚寒、泄泻以及小儿脾弱者不宜多食。

搭配宜忌

☑ **圆白菜 + 番茄**

圆白菜和番茄一起吃，能预防癌症，促进血液循环。

☒ **圆白菜 + 黄瓜**

二者同食，可能影响维生素 C 的吸收。

食用宜忌

☑ 圆白菜在成长过程中一层包裹一层，非常容易残留农药。因此在圆白菜买回来之后要一片一片撕开，用清水加少许盐浸泡 20 分钟以上，以减少残存的农药。

☑ 圆白菜最好用手撕，因手撕的圆白菜是从细胞缝隙中撕开的，而刀切很容易把细胞切碎，营养和水分也会部分流失。

小偏方

直接吃圆白菜的细片，或者将圆白菜压成汁液，每天服用一大汤匙，能辅助治疗胃内黏膜的溃烂，并且可以防治肠溃疡。

养|脾|胃|食|谱

圆白菜炒五花肉
治疗胃溃疡、提高免疫力

材料 五花肉400克，圆白菜150克，葱花、姜末、辣椒、醋各5克，白糖8克，盐3克，味精、油适量。

做法

1. 将圆白菜洗净，切成方片；五花肉洗净，切片。
2. 将圆白菜放入开水锅中稍烫，迅速捞出，控干水分。
3. 锅置火上，放油烧热，放五花肉煸炒出香味。
4. 下辣椒、葱花、姜末爆锅，加圆白菜翻炒，加白糖、醋、盐、味精炒匀即成。

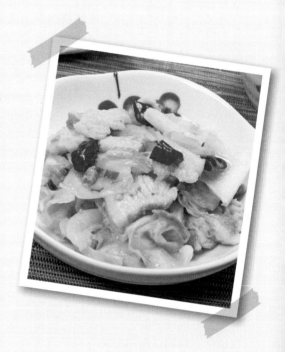

酱肘爆炒圆白菜
促消化、益心力

材料 圆白菜300克，酱肘子100克，生抽5克，葱花、盐、干红辣椒各3克，油适量。

做法

1. 圆白菜洗净撕成片；酱肘子切片。
2. 锅内倒油烧热，爆香干红辣椒，下葱花和酱肘片翻炒，倒入圆白菜继续翻炒。
3. 倒入生抽，放盐调味即可。

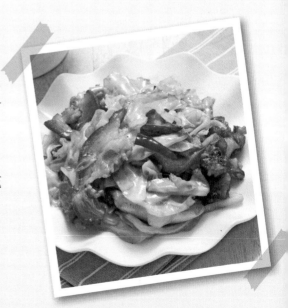

香菇：促消化、防便秘

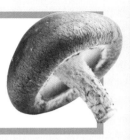

性味归经

性平，味甘，归胃、肾、肝经。

如何养脾胃

中医认为，香菇能补脾胃、益气，可用于脾胃虚弱、食欲减退、少气乏力之症。从营养学的角度来说，香菇具有高蛋白、低脂肪、多糖、多氨基酸和多维生素的特点，不但能补肝益肾，还能健脾养胃，防治消化不良和便秘。

其他主要功效

香菇含有多种维生素、矿物质，对促进人体新陈代谢、提高机体适应力有很大的作用。香菇还对糖尿病、肺结核、传染性肝炎、神经炎等症有很好的效果，还能显著抗癌。

人群宜忌

☑ 气虚头晕、贫血、自身抵抗力下降以及年老体弱者宜食；高脂血症、高血压病、动脉硬化症、糖尿病、肥胖者宜食；急慢性肝炎、脂肪肝、胆结石、便秘者宜食。

☒ 香菇为动风食物，顽固性皮肤瘙痒症患者忌食；脾胃寒湿气滞或皮肤瘙痒病患者忌食。

搭配宜忌

☑ **香菇＋木瓜**

木瓜中含有木瓜蛋白酶和脂肪酶，与香菇同食具有降压减脂的作用。

☑ **香菇＋西蓝花**

两者同食，利肠胃、壮筋骨，还可以降血脂，是"三高"患者的理想菜肴。

食用宜忌

☒ 香菇在吃前不能过度清洗或用水浸泡，否则会使很多营养成分流失。

小偏方

干香菇1个，发开，切片，放入牛奶中，隔水炖沸，即可食用，可有效防治感冒、慢性鼻炎等症。

养|脾|胃|食|谱

板栗炒香菇
暖胃健脾、补气

材料 水发香菇200克，栗子肉100克，油菜50克，葱花、姜片、蒜片各5克，高汤20克，盐4克，水淀粉15克，胡椒粉、油各少许。

做法

1. 水发香菇洗净，去蒂，切片；栗子肉洗净，切片，入沸水中煮至六成熟，捞出，沥干；油菜洗净，切段。

2. 锅置火上，放油烧至六成热，下香菇片滑油至微黄，盛出。

3. 锅倒油烧热，放栗子片、油菜段、香菇片、葱花、姜片、蒜片翻炒，加高汤烧开，放盐、胡椒粉调味，用水淀粉勾芡即可。

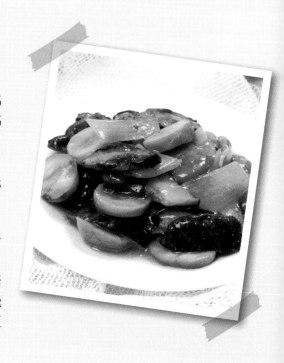

香菇滑鸡粥
健脾开胃

材料 大米、鸡胸肉各100克，香菇80克，生菜20克，鸡蛋1枚（取蛋清），盐、鸡精、胡椒粉、香油、淀粉、料酒各适量。

做法

1. 大米洗净；香菇洗净，切片；鸡肉洗净，切丝，加蛋清、淀粉、料酒抓匀，腌渍5分钟；生菜洗净，切丝。

2. 大米放入高压锅中，加水大火烧开，转小火煮20分钟，然后将香菇放入粥内，鸡肉丝也放入粥中滑散，再煮3分钟，最后放入生菜丝关火，加盐、香油、鸡精、胡椒粉调匀即可。

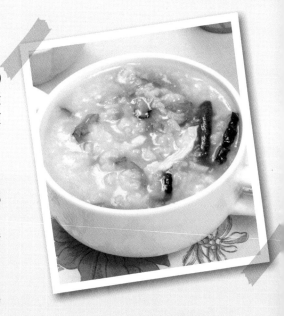

猴头菇：养胃、助消化

性味归经

性平，味甘，归胃、肾、肝经。

如何养脾胃

中医认为，猴头菇可利五脏、健脾胃、助消化、滋养强壮，适用于消化不良、体质虚弱等病症。从营养学的角度讲，猴头菇中含有多种氨基酸和丰富的多糖体，能助消化，对胃炎、胃癌、食道癌、胃溃疡、十二指肠溃疡等消化道疾病疗效显著。

其他主要功效

猴头菇具有增强人体免疫力的功效，长期食用该品，可提高人体对病毒的抵抗力。猴头菇还对神经衰弱、失眠有特效，可促进脑神经细胞生长和再生，对预防和治疗老年痴呆症有很好的效果。

人群宜忌

☑ 适宜低免疫力人群，高脑力人群，有心血管疾病、有胃肠病的患者食用。

☒ 对菌类食品过敏者忌用。

搭配宜忌

☑ **猴头菇 + 白术**

猴头菇与白术搭配食用，具有活血滋补的功效。

☒ **猴头菇 + 野鸡肉**

二者一起食用，容易导致胃出血。

食用宜忌

☑ 猴头菇美味但不能多吃，每次食用量最好是干猴头菇 20 克以内。

☒ 霉烂变质的猴头菇是不能吃的，容易中毒。

猴头菇汤，养胃的第一汤

猴头菇与熊掌、海参、鱼翅同列"四大名菜"，营养价值非常高。用猴头菇煲汤，不但营养滋补，还能治消化不良。

小偏方

取猴头菇 60 克，黄酒 30 毫升。将猴头菇洗净，浸软，切片，煎成汤，以黄酒作引食用。此汤能养胃健脾，对消化不良有一定辅助疗效。

养|脾|胃|食|谱

鲍汁猴头菇

养胃、利五脏

材料 发好的猴头菇200克，鲍汁30克，生抽、蚝油、白糖各5克，盐2克。

做法

1. 将发好的猴头菇洗净切片；将蚝油、白糖、生抽、盐加少许水调成味汁。
2. 锅内倒油烧热，将菇片煎黄，烹味汁烧入味，待菇片变软时，放鲍汁即可。

温馨·小·贴士

> 选购猴头菇时，新鲜者呈白色，干制后呈褐色或淡黄色，以形体完整、茸毛齐全、体大者为佳。

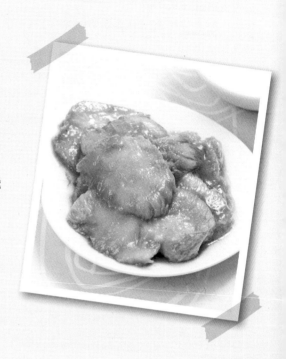

猴头菇清鸡汤

改善消化不良

材料 鸡肉250克，黄豆40克，猴头菇30克，茯苓15克，去核红枣适量，盐4克。

做法

1. 鸡肉洗净后切块；黄豆用清水浸泡，洗净；猴头菇用温水泡软之后切成薄片；茯苓、去核红枣分别洗净。
2. 将上述材料放入砂锅内，加清水，大火煮沸后改用小火煮1小时，以黄豆软烂为度，加盐调味即可。

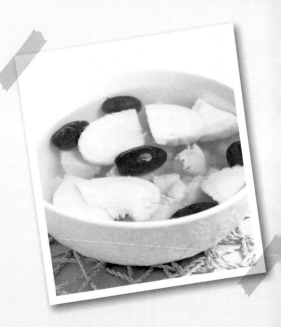

山楂：健脾开胃

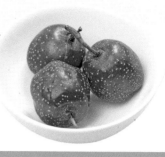

性味归经

性微温，味酸、甘，归脾、胃、肝经。

如何养脾胃

近代医家张锡纯说，山楂能"补助胃中酸汁，消化饮食积聚，尤长治油腻肉积所致的消化不良，腹胀腹泻等"。胃中泛酸、饮食积聚、腹胀腹泻都与脾胃功能欠佳有关，因此，山楂的保健功效主要表现在健脾开胃方面。山楂中所含的山楂酸可提高蛋白分解酶的活性，有开胃消食的作用。

其他主要功效

山楂有强心作用，能防治心血管疾病，降低血压和胆固醇；有活血化瘀的功效，有助于祛除局部瘀血，对跌打损伤有辅助疗效。多食山楂可提高机体免疫力，有防衰老和抗癌的作用。

人群宜忌

☑ 伤食后引起的腹满饱胀，尤其是肉类食积不化、上腹疼痛者，最适合吃。

☒ 患十二指肠溃疡和胃酸过多的病人忌多食；炎症患者、孕妇忌食。

搭配宜忌

☒ **山楂 + 猪肝**

山楂中含有丰富的维生素 C，猪肝中含有铜、铁、锌等，二者同食会使维生素 C 加速氧化而被破坏，从而降低营养价值。

☒ **山楂 + 海产品**

海产品中均含有丰富的钙、碘等矿物质和蛋白质，而山楂中含有鞣酸，二者同食会合成鞣酸蛋白，这种物质会导致便秘，引发恶心、呕吐、腹痛等症状。

食用宜忌

☒ 山楂不能空腹吃。山楂中含有大量的有机酸、果酸、山楂酸等，空腹食用，会使胃酸猛增，对胃黏膜造成不良刺激，使胃发胀、泛酸。

☒ 使用人参等补药时，不宜多吃山楂及其制品，以防影响疗效。

小·偏方

取徐长卿10克，山楂15克。将徐长卿研磨成末，山楂切片，一同放入水杯中，用刚煮沸的开水冲泡，加盖10分钟即成。可止腹泻、治脘腹胀痛和消化不良。

养|脾|胃|食|谱

核桃山楂饮
健胃益智、助消化

材料 核桃仁150克，山楂50克，白糖适量。

做法

1. 核桃仁加水少许，打成浆，装入容器中，再加适量凉开水调成稀浆汁。
2. 山楂去核，切片，加水500毫升煎煮半小时，滤出汁备用，再加水煮，取汁，两次的汁合并，重置火上，加入白糖搅拌，待化开后，再缓缓倒入核桃仁浆汁，边倒边搅匀，烧至微沸即可。

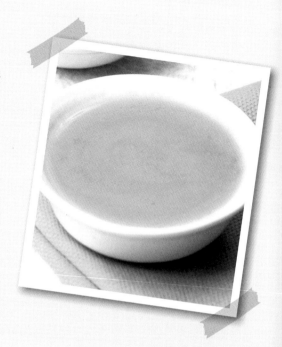

橘皮山楂粥
增食欲、助消化

材料 山楂50克，鲜橘皮30克，桂花2克，大米50克，红糖、白糖各10克。

做法

1. 将新鲜橘皮用清水反复清洗，切成豌豆大小的丁。
2. 山楂洗净后去核、切成薄片，与桂花、橘皮、大米一起放入锅内，加适量水，大火煮沸后改用小火熬煮20分钟，加入白糖、红糖继续煮至大米熟烂即可。

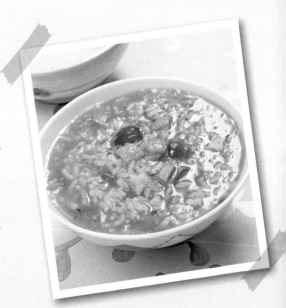

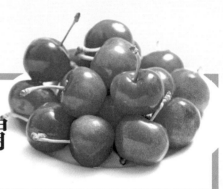

樱桃: 调和脾胃

性味归经

性温，味甘，归脾、胃经。

如何养脾胃

中医认为，樱桃能健脾和胃、滋补肝肾、养血美肤、强健筋骨、生津止渴、涩精止泻，是绝佳的健脾、养胃、固肾的食物。从营养学的角度来说，樱桃含有大量的维生素B_1和维生素B_{12}，有利于促进胃肠蠕动，治疗消化不良。

其他主要功效

樱桃有调中益脾之功，对理气活血、平肝去热有较好疗效，并有促进血红蛋白再生的作用，对贫血患者、老年人骨质疏松以及儿童缺钙、缺铁均有一定的辅助治疗作用。

人群宜忌

☑ 适用于脾胃虚寒、便溏腹泻、食欲不振、贫血、乏力者和痛风、关节炎、慢性肝炎等症患者。

☒ 樱桃性温热，热性病及虚热咳嗽、便秘者忌食，肾功能不全、少尿者慎食。

搭配宜忌

☑ **樱桃 + 白糖**

樱桃中含有丰富的铁，与白糖搭配食用，可有效增强体质，对缺铁性贫血、慢性支气管炎等症有较好的辅助食疗作用。

☒ **樱桃 + 虾**

樱桃和虾一起吃，容易引起不适。

食用宜忌

☒ 樱桃美味但不宜多吃，因为樱桃中除了含铁多以外，还含有一定量的氰苷，若食用过多会引起铁中毒或氰化物中毒。

小偏方

樱桃 200 克，洗净、沥干，浸入白酒 1000 毫升，密封 10 天。每日喝 2 次，每次喝 10～20 毫升，可缓解风湿引起的腰腿疼痛。

养|脾|胃|食|谱

樱桃汁
养胃、补铁

材料 樱桃200克。

做法

　　樱桃洗净，去梗，对切开，去核，放入果汁机中，加入适量饮用水搅打即可。

温馨·小·贴士

　　食用樱桃以前，最好用淡盐水浸泡5分钟，以彻底清洗干净。

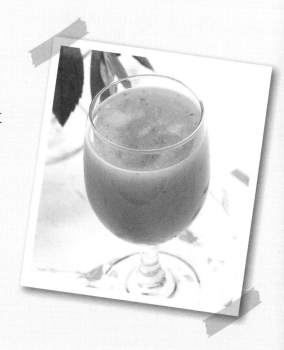

爱心沙拉
调脾胃、养容颜

材料 苹果、梨、香蕉各1个，西瓜瓤、葡萄、樱桃各50克，沙拉酱、炼乳各适量。

做法

1. 将苹果、梨、香蕉去皮，切块，装在深·点的盘子里；葡萄清洗干净。
2. 取沙拉酱、炼乳，在容器里混合均匀。
3. 将混合好的沙拉酱和切好的水果搅拌均匀，盛在盘子里，用西瓜、葡萄和樱桃装饰。

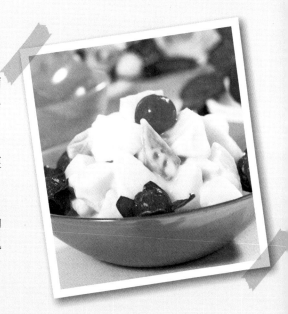

苹果：健脾补气

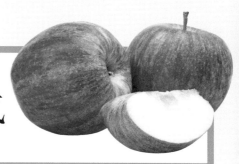

性味归经

性平，味甘、酸，归心、脾、胃、大肠经。

如何养脾胃

中医认为，苹果能生津止渴、润肺除烦、健脾益胃、养心益气、润肠止泻，是脾胃虚弱、胃阴不足而致的口渴烦躁、津伤口干、慢性胃炎等患者的最佳食材。苹果中所含的鞣酸、果酸等成分，具有很好的收敛作用，有止泻效果；所含的果胶、纤维素有吸收细菌和毒素作用，有利于养胃健脾。

其他主要功效

吃苹果可以减少血液中胆固醇含量，增加胆汁分泌和胆汁酸功能，因而可避免胆固醇沉淀在胆汁中形成胆结石；苹果的纤维、果胶和抗氧化物使其具有排毒养颜的功效；苹果中含有较多的钾，能与人体过剩的钠盐结合，使之排出体外，有降血压的功效。

人群宜忌

☑ 适宜慢性胃炎、消化不良、气滞不通、便秘、慢性腹泻、神经性肠炎、高血压病、高脂血症和肥胖症患者食用；特别适宜婴幼儿和中老年人食用。

☒ 溃疡性结肠炎的病人不宜生食苹果，因苹果质地较硬，又含有膳食纤维和有机酸，不利于肠壁溃疡面的愈合；平时有胃寒症状者忌生食苹果。

搭配宜忌

☑ **苹果 + 绿茶**

苹果富含膳食纤维，可排毒养颜；绿茶富含儿茶素等抗氧化成分，可防辐射、抗癌，两者合用可防癌、抗衰老、美容。

☒ **苹果 + 海鲜**

苹果含鞣酸，与富含蛋白质的海鲜同吃，易致腹痛。

食用宜忌

☑ 吃苹果最好连皮一起吃，因为与苹果肉相比，苹果皮中黄酮类化合物含量较高，抗氧化活性也较强，不宜丢弃。

☑ 苹果籽中含有微量的氰化物，有毒性，不要嚼碎和吞食。榨汁时也最好将苹果籽去除后再投入到榨汁机中。

养|脾|胃|食|谱

黄瓜苹果橙汁

健脾、排毒、瘦身

材料 黄瓜块、苹果块、橙子各80克，柠檬30克，蜂蜜适量。

做法

1. 橙子、柠檬去皮、核，切块。
2. 将黄瓜块、苹果块、橙子块、柠檬块倒入榨汁机中，加入少量凉饮用水，搅打均匀，倒入杯中，加入蜂蜜调味即可。

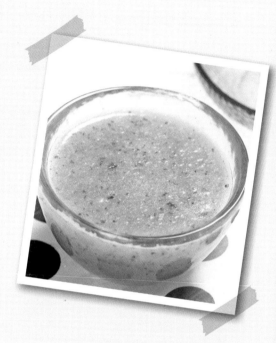

羊肉苹果汤

温补和胃

材料 羊肉120克，苹果150克，豌豆80克，姜片、香菜、盐各适量。

做法

1. 羊肉洗净，切块；苹果洗净，切块。
2. 将羊肉、豌豆、姜片放入锅内，加适量水大火煮沸，再放入苹果块，小火炖煮至熟，放盐、香菜调味即可。

温馨·小·贴士

苹果中所含的果酸，能够腐蚀牙齿，吃完苹果或苹果制品以后，最好及时刷牙或漱口。

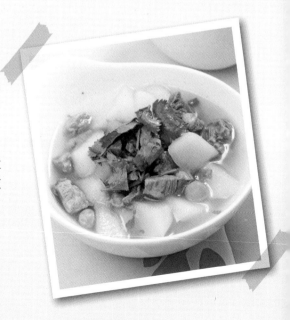

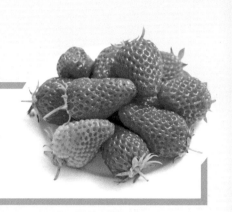

草莓：健脾生津

性味归经

性凉，味甘，归脾、肝经。

如何养脾胃

中医认为，草莓有润肺生津、健脾和胃的功效，饭后食几颗草莓，有助于健脾开胃生津。从营养学的角度来说，草莓中所含的果胶及纤维素，能促进胃肠蠕动、改善便秘、预防胃肠癌的发生。

其他主要功效

草莓中所含的胡萝卜素是合成维生素A的重要物质，具有养肝明目的作用；多食草莓可预防坏血病，对防治动脉硬化、冠心病有较好的功效。草莓中鞣酸含量丰富，在体内可吸附和阻止致癌化学物质的吸收，具有防癌作用。女性常吃草莓，对皮肤、头发均有保健作用。

人群宜忌

☑ 风热咳嗽、咽喉肿痛、声音嘶哑者，夏季烦热口干或腹泻如水者，癌症患者均宜食用。

☒ 痰湿内盛、肠滑便泻者，尿路结石病人应少食或忌食。

搭配宜忌

☑ **草莓 + 冰糖**

草莓和冰糖搭配食用，对解除酷夏暑热、口渴烦躁有较好的效果。

☒ **草莓 + 富含钙的食品**

草莓和富含钙元素的食品一起食用，容易引起化学反应，形成结石。

食用宜忌

正常生长的草莓外观呈心形，但有些草莓色鲜个大，颗粒上有畸形凸起，咬开后中间有空心。这种畸形草莓可能是在种植过程中滥用激素造成的，长期大量食用这样的果实，有损健康。

小·偏方

将洗干净的草莓下锅加水，然后用小火煮。代茶饮，可治夏季腹泻。

养|脾|胃|食|谱

西瓜草莓汁
开胃生津、消除疲劳

材料 西瓜（去皮）150克，草莓100克，蜂蜜适量。

做法

1. 西瓜去子，切块；草莓去蒂，洗净，切块。
2. 将上述食材放入果汁机中，加入适量饮用水搅打，打好后调入蜂蜜即可。

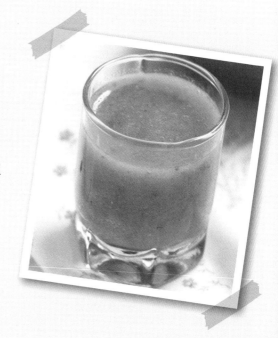

草莓杏仁奶
改善便秘、美容丰胸

材料 草莓200克，杏仁50克，牛奶150毫升。

做法

1. 草莓洗净，切小块；杏仁洗净，切碎。
2. 将上述材料和牛奶一起放入果汁机中搅打均匀即可。

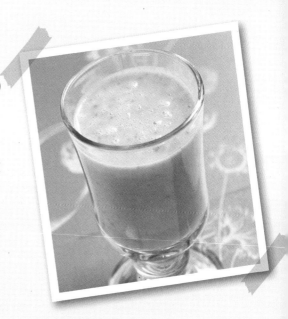

温馨·小·贴士

草莓好吃，但要把好"清洗关"。最有效的清洗草莓的方法是：在冷水中加入1茶勺盐，搅匀，没过草莓，泡5分钟。再加入1汤匙淀粉，用手轻轻搅拌1分钟，再用流动的水冲干净即可。

养脾胃宜吃的 15 种中药

芡实： 补脾止泻

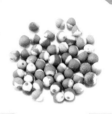

性味归经

性平，味甘，无毒，归脾、肾经。

用法用量

内服：煎汤，3~5克；或入丸、散。

如何养脾胃

中医认为，芡实可以固肾涩精，补脾止泻。现代营养学认为，芡实含有大量对人体有益的营养素，如蛋白质、维生素 C、胡萝卜素等，可健脾益胃。

人群宜忌

☑ 适宜妇女脾虚白带频多，肾亏引起的腰酸痛者食用；适宜老年人尿频者食用；适宜早泄、慢性腹泻者食用。

☒ 外感前后、气郁痞胀、溺赤便秘、食不运化及新产后人群忌用。

食用宜忌

☒ 芡实性涩滞气，一次忌食过多，否则难以消化。

养|脾|胃|药|膳|方

芡实薏米老鸭汤

健脾、滋阴

材料 芡实 30 克，薏米 50 克，老鸭 1 只，盐适量。

做法

1. 薏米洗净，浸泡 3 小时；老鸭去毛及内脏，洗净，剁成块。
2. 将老鸭放入砂锅内，加适量清水，大火煮沸后加入薏米和芡实，小火炖煮 2 小时，加盐调味即可。

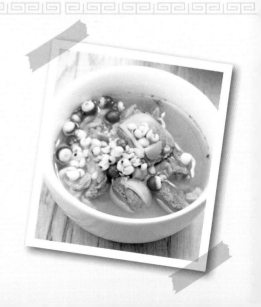

甘草：养胃保肝

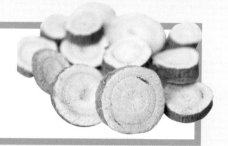

性味归经

性平，味甘，归心、肺、脾、胃经。

用法用量

内服：煎汤，2～6克，调和诸药用量宜小，作为主药用量宜稍大，可用10克左右；用于中毒抢救，可用30～60克。

外用：适量，煎水洗、渍；或研末敷。

如何养脾胃

甘草有生甘草和炙甘草之分，生甘草可以清热解毒、润肺和中，炙甘草可以健脾益胃、大补三焦之元气。

人群宜忌

☑ 适宜胃溃疡者、十二指肠溃疡者、神经衰弱者、支气管哮喘者、血栓静脉炎患者。

☒ 湿盛胀满，水肿者不宜用。痢疾初起，不可用。

食用宜忌

☒ 不可与鲤鱼同食，同食会中毒。

☒ 久服较大剂量的生甘草，可引起水肿等。

养|脾|胃|药|膳|方

甘麦红枣粥
补脾安神

材料 小麦米50克，甘草15克，红枣5枚。

做法

1. 小麦米、甘草分别洗净，小麦米用水浸泡4小时；红枣洗净，去核。
2. 锅置火上，倒甘草和适量清水，中火煮沸后转小火熬煮30分钟，去渣取汁。
3. 高压锅置火上，倒甘草汁，加小麦米、红枣，大火熬煮15分钟即可。

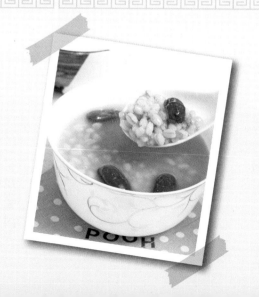

党参：滋养脾肺

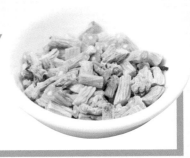

性味归经

性平，味甘、微酸，归脾、肺经。

用法用量

内服：煎汤，6～15克；或熬膏、入丸、散。生津、养血宜生用；补脾益肺宜炙用。

如何养脾胃

党参具有补中益气、健脾益肺之功效。现代研究发现，党参含多糖类、酚类、甾醇、挥发油、维生素B_1以及多种人体必需氨基酸、皂苷及生物碱等，可调节胃肠运动、抗溃疡、抑制胃酸分泌。

人群宜忌

☑ 体质虚弱、气血不足、面色萎黄以及病后产后体虚者宜食；还适宜脾胃气虚、神疲倦怠、四肢乏力、食少便溏、慢性腹泻、气虚体弱、易于感冒者。

☒ 气滞、肝火盛者忌用；邪盛而正不虚者不宜。

食用宜忌

☒ 不宜与藜芦一同食用。

养|脾|胃|药|膳|方

党参茯苓白术粥

补脾胃之气

材料 党参15克，白术12克，茯苓12克，炙甘草6克，粳米50克。

做法

1. 将党参、白术、茯苓、炙甘草分别洗净，在清水中浸泡1小时以上，煎取药汁，滤出药液，再加水煎20分钟，去药渣，合并2次药液；粳米淘洗干净。

2. 锅置火上，加入药汁和适量清水，然后放入粳米煮至成粥即可。

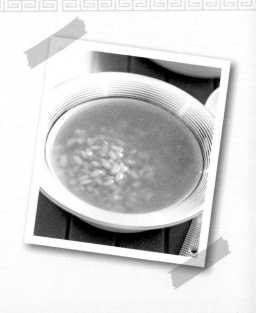

藿香：和胃止呕

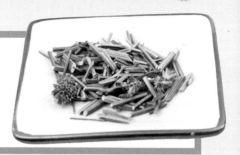

性味归经

性温，味辛，归脾、胃、肺经。

用法用量

内服：煎汤，6～10克；或入丸、散。

外用：适量，煎水洗；或研末搽。

如何养脾胃

藿香的气味芳香而不猛烈，温煦而不偏于燥热，其全草入药能祛除阴霾湿邪，助脾胃正气，有止呕吐、治霍乱腹痛、驱逐肠胃充气、清暑等功效。

人群宜忌

☑ 适宜外感风寒、内伤湿滞、头痛昏重、呕吐腹泻者，胃肠型感冒患者，中暑，晕车、晕船，消化不良致腹胀、腹泻、腹痛者，宿醉未醒者。

☒ 阴虚火旺、胃弱欲呕及胃热作呕者不宜服用。

食用宜忌

☒ 其茎能耗气，慎用。

养|脾|胃|药|膳|方

藿香粥

补脾胃之气、止呕吐

材料 干藿香15克，大米30克，砂糖适量。

做法

1. 将藿香研成细末；大米淘洗干净。
2. 锅置火上，加入适量清水，放入大米，大火煮开，转小火煮至米粒开花时加入藿香末，煮至成稀粥即可，每日1碗，连食3天。

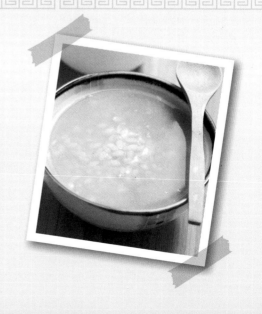

人参：补脾益肺

性味归经

性平，味甘、微苦，归脾、肺、心经。

用法用量

内服：每次3~10克。

如何养脾胃

人参入脾经，是补脾、补元气的良药，能补脾调中、促进气血化生，尤其对于由脾胃不足引起的倦怠乏力、食少便溏有很好效果。

人群宜忌

☑ 适宜身体虚弱者、气血不足者、气短者、贫血者、神经衰弱者。

☒ 人参是一种补气药，如没有气虚的病症不宜进服。

☒ 高血压病患者慎用人参，因为人参会使血压升高。

食用宜忌

服人参后，不可饮茶，以免使人参的作用受损。

养|脾|胃|药|膳|方

人参陈皮冰糖茶
消食化积

材料 人参3克，陈皮、冰糖各10克。

做法

1. 人参和陈皮洗净浮尘，人参切片，陈皮切碎。
2. 锅置火上，倒入500毫升清水，放入人参、陈皮大火煮沸，转小火煮20~30分钟，加冰糖煮至化开，离火，晾至温热代茶饮用即可。

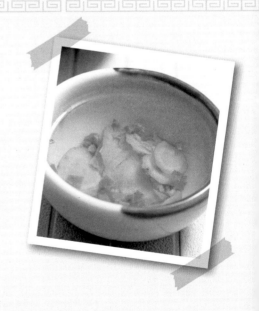

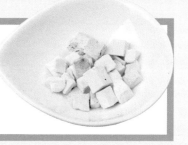

茯苓：抑制胃酸

性味归经

性平，味甘、淡，归心、脾、肺、肾经。

用法用量

内服：煎汤，10 ~ 15 克；或入丸散。

如何养脾胃

中医认为，茯苓具有利水渗湿、益脾和胃、宁心安神之功用。现代药理研究发现，茯苓含有三萜类、多聚糖类及胆碱、脂肪、卵磷脂、钾、镁等多种元素，具有利水渗湿、健脾宁心的功效。

人群宜忌

☑ 一般人群均可食用，尤其适宜食欲不振、腹泻、心神不安、失眠、多梦者食用。

☒ 肾虚、多尿、小便不禁或虚寒精滑者忌服。

食用宜忌

☒ 忌与米醋同食。

养|脾|胃|药|膳|方

山药茯苓汤
益脾和胃

材料 山药、茯苓各 10 克，白糖适量。

做法
1. 将山药、茯苓分别洗净。
2. 将山药、茯苓一起放入锅中，大火煮开，转小火煮 30 分钟左右即可，加糖调服，连服半月。

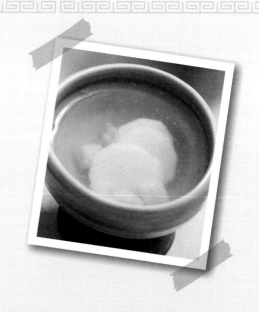

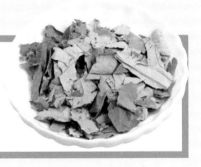

荷叶： 健脾消脂

性味归经

性平，味甘，无毒，归脾、肾经。

用法用量

内服：煎汤，3～10克（鲜品15～30克），荷叶炭3～6克，或入丸、散。

外用：适量，捣敷或煎水洗。

如何养脾胃

中医认为，荷叶有养护脾胃、清热解暑、除湿祛瘀、利尿通便、平肝降脂的功效。《本草通玄》中则说荷叶可"开胃消食，止血固精"。现代药理研究表明，荷叶含有荷叶碱、亚美罂粟碱、甲基乌药碱等多种生物碱以及槲皮素、柠檬酸、苹果酸、鞣质等成分，有养脾胃和减肥功效。

人群宜忌

☒ 升散消耗，虚者禁之。上焦邪盛者不可用。

食用宜忌

☒ 体瘦气血虚弱者慎服；孕妇忌服；患有肝病的人忌服；患有严重疾病或不适合减肥的人，忌服。

养|脾|胃|药|膳|方

决明子荷叶茶

养脾护胃、降血压

材料 决明子10克，荷叶3克，乌龙茶3克。

做法

1. 锅置火上，将决明子放入锅中，炒干；荷叶切成丝。

2. 将所有材料一起放入杯中，再将沸水冲入，然后盖上盖子闷泡约10分钟就可以饮用了。

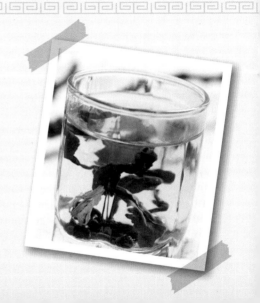

麦冬：益阴养胃

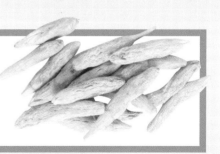

性味归经

性寒，味甘、微苦，归心、肺、脾、胃经。

用法用量

内服：煎汤，10 ~ 20 克；或 6 ~ 12 克入丸、散。清养肺胃之阴多去心用，滋阴清心多连心用。

如何养脾胃

中医认为，麦冬具有养阴生津、润肺清心、清心除烦、益胃生津、镇咳祛痰等功效，主治虚劳烦热、消渴、便秘、热病津伤、肺燥干咳、咽干口燥等病症。

现代医学研究表明，麦冬能够治疗暑天汗出虚脱、慢性肝炎、急慢性支气管炎、糖尿病、冠心病、心绞痛、慢性胃炎、肠燥便秘、早期肝硬化等疾病。

人群宜忌

☑ 适宜胃阴虚、咽干口渴、便秘者食用。

☒ 凡脾胃虚寒泄泻、咳嗽、痰多、感染风寒者均应忌服。

食用宜忌

☒ 不宜与鲤鱼、鲫鱼、款冬花、苦瓜、苦参、木耳同用。

养|脾|胃|药|膳|方

玉竹麦冬银耳羹

益胃生津、改善燥热咳嗽

材料 玉竹、麦冬各 25 克，银耳 15 克，冰糖 10 克，枸杞子 5 克。

做法
1. 将银耳泡发，去蒂，洗净。
2. 锅置火上，加入适量清水，放入玉竹、麦冬和银耳、枸杞子，煎煮取汤，加冰糖搅拌至化开即可。

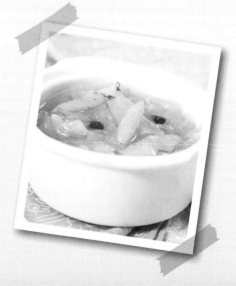

苍术： 燥湿健脾

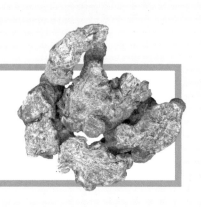

性味归经

味甘，性平，无毒，归脾、肾经。

用法用量

煎服，3～9克。

如何养脾胃

中医认为，苍术芳香燥烈，内可化湿浊之郁，外能散风湿之邪，故能燥湿健脾，祛风除湿。主治湿盛困脾、脘痞

腹胀、食欲不振、呕吐、泄泻、痢疾、疟疾、痰饮、水肿等症。《珍珠囊》曰："能健胃安脾，诸湿肿非此不能除。"

人群宜忌

☒ 阴虚内热，气虚多汗者忌服。

食用宜忌

☒ 忌与胡荽、大蒜同食。

养|脾|胃|药|膳|方

楂术木香散
消积破滞、健脾止泄

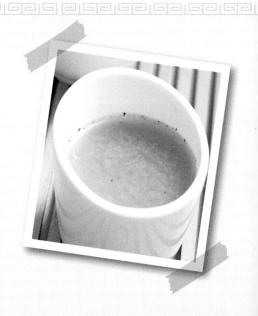

材料 山楂30克，苍术10克，木香5克，粳米50克。

做法

1. 将山楂、苍术、木香分别洗净，晾干，研成细粉末，过细筛；粳米淘洗干净。
2. 锅置火上，加入适量清水，放入粳米，煮成米汤。
3. 每次取药粉5～10克，用米汤送服，每日3次。

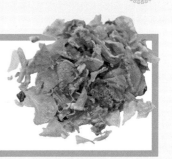

鸡内金：健胃消滞

性味归经

性寒，味甘，归脾、胃、小肠、膀胱经。

用法用量

煎服，8～10克；研末服，每次1.5～8克。研末用效果比煎剂好。

如何养脾胃

鸡内金具有健脾消食、固精止遗的功效。主治食积胀满，呕吐反胃，泻痢，疳积，消渴，遗溺，牙疳口疮。鸡内金中富含的胃肠激素成分可以促进胃液分泌，提高胃酸浓度及消化能力，促进胃蠕动，加快胃排空。

人群宜忌

☑ 宜消化不良、食欲不振、面色萎黄、形体消瘦、小儿疳积、腹大腹胀、食积胀满等患者食用。

☒ 过敏体质者慎用。

食用宜忌

凡大气下陷，或咳嗽吐血等证，忌用鸡内金，以避其降气、活血之弊。

养|脾|胃|药|膳|方

山楂鸡内金粥

健脾开胃、消食化滞

材料 生山楂10个，鸡内金10克，粳米、白糖各适。

做法
1. 山楂洗净，去核，切片，鸡内金研为粉末。
2. 将山楂片、鸡内金粉与粳米一起放入锅中，加适量水，熬煮成粥即可。

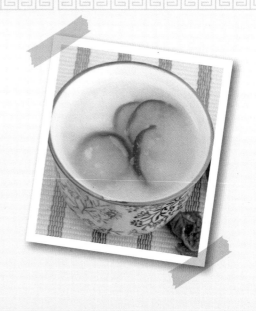

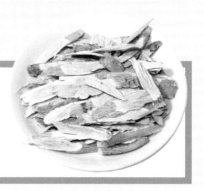

黄芪：健脾补气

性味归经

性微温，味甘，归肝、脾、肺、肾经。

用法用量

一般用量10～15克，大剂量可用至30～60克。可煎汤，煎膏，浸酒，入菜肴等。

如何养脾胃

中医认为，黄芪可以强健三焦、补益五脏，具有解脾湿、升肺气、强心、益肾气、补肝虚的功效。金代著名的医家张元素说，黄芪甘温纯阳，其用有五：补诸虚不足，一也；益元气，二也；壮脾胃，三也；去肌热，四也；排脓止痛，活血生血，内托阴疽，为疮家圣药，五也。

人群宜忌

☑ 黄芪适合气虚脾湿者。

☒ 身体十分干瘦结实的人不宜食用。感冒、经期忌食。

食用宜忌

恶龟甲、白鲜皮。反藜芦，畏五灵脂、防风。

养|脾|胃|药|膳|方

黄芪羊肉煲

去脾湿、强胃气

材料 羊肉500克，当归、黄芪各15克，老姜50克，料酒、盐、猪骨高汤、味精各适量。

做法

1. 羊肉洗净，切大块，焯水后捞出；老姜洗净，用刀拍松；当归、黄芪洗净。
2. 锅内倒入适量猪骨高汤，放入料酒、老姜、当归、黄芪、羊肉块，大火烧沸后，转小火煲2小时，加盐、味精调味即可。

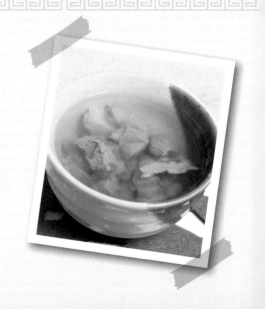

陈皮: 健脾理气

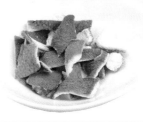

性味归经

性温，味苦、辛，归脾、肺经。

用法用量

内服：煎汤，6～10克；或入丸、散。

如何养脾胃

中医认为，陈皮可以健脾理气、调中、燥湿、化痰。主治脾胃气滞之脘腹胀满或疼痛、消化不良。现代营养学认为，陈皮含有橙皮苷、川陈皮素、类胡萝卜素、维生素C及B族维生素等多种营养物质，具有解毒、健脾、润肠的功效。

人群宜忌

☑ 适合胃部胀满、消化不良、食欲不振、咳嗽多痰、高血压病、心脏病、脂肪肝、急性乳腺炎等患者食用。

☒ 胃热、气虚、干咳无痰、口干舌燥、便秘忌服。

食用宜忌

☑ 在做汤时，宜加一小块陈皮，不但可以使汤味香甜，还能健脾理气、止咳化痰。

☒ 陈皮对药酶有影响，正在服药的患者最好不宜吃。

养|脾|胃|药|膳|方

生姜陈皮水
温中散寒，适用于阴虚胃痛

材料 生姜、陈皮各10克。

做法

生姜和陈皮入锅内，放适量水烧开，煎10分钟即可。

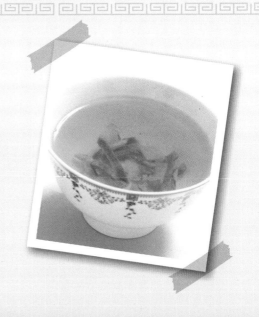

灵芝：促进消化

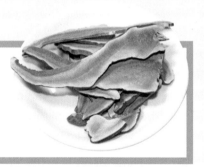

性味归经

性平，味甘，无毒，归脾、肾经。

用法用量

内服：煎汤，10 ~ 15克；研末，2 ~ 6克；或浸酒。

如何养脾胃

中医认为，灵芝主胸中气结、益心气、补中气、增智慧，久服可轻身不老，延年益寿。

人群宜忌

☒ 病人手术前、后1周内，或正在大出血的病人不建议食用。

☒ 感冒发热者不宜服用。

食用宜忌

☑ 新鲜的灵芝可直接食用，但保质期较短，烘干的灵芝保存期较长，放在阴凉通风处即可。

☑ 如果购买的是散装灵芝，使用前一定要清洗干净再食用。

☒ 不可与扁青、茵陈蒿同用。

养|脾|胃|药|膳|方

灵芝茶

促消化、补气安神

材料 灵芝片3 ~ 5克。

做法

把灵芝片剪成碎块，放入茶杯内，再将沸水冲入，然后盖上盖子闷泡约10分钟就可以饮用了。

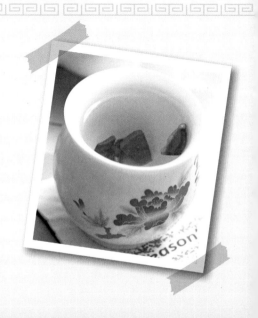

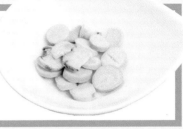

白芍：补脾泻肝

性味归经

味甘，性平，无毒，归脾、肾经。

用法用量

内服：煎汤，5～12克；或入丸、散。大剂量可用15～30克。

如何养脾胃

白芍有养血荣筋、缓急止痛、柔肝健脾、敛阴收汗等作用，具有平抑肝阳，养血收阴之功效。主治头胀，头痛，眩晕，耳鸣，烦躁易怒，月经不调，痛经，崩漏，自汗，盗汗，胸胁疼痛，手足痉挛疼痛。白芍、白术和白茯苓是传统的润泽皮肤、美白的药物，它们与甘草一起还可以延缓衰老。

人群宜忌

☑ 适宜胸腹胁肋疼痛、肝区痛、胆囊炎胆结石疼痛、泻痢腹痛、痛经、自汗盗汗、腓肠肌痉挛、四肢拘挛疼痛等患者。

☒ 虚寒性腹痛泄泻者忌食；小儿出麻疹期间忌食。

食用宜忌

☒ 不宜与藜芦同用。

养|脾|胃|药|膳|方

白芍姜枣茶
安脾、祛瘀散寒

材料 白芍15克，生姜2片，红枣2枚。

做法

1. 将白芍、生姜、红枣一起放入锅中，倒入500毫升清水，大火烧沸后改小火煎煮至剩一半水时，关火。
2. 待茶汤温热后调入蜂蜜即可。

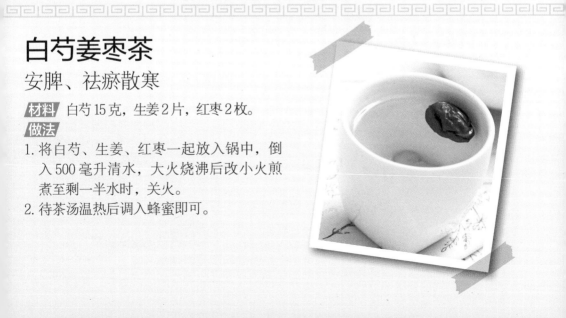

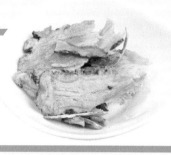

当归： 补脾养血

性味归经

性平，味甘，无毒，归脾、肾经。

用法用量

内服：煎汤，10～15克；研末，2～6克；或浸酒。

如何养脾胃

宋代陈承《本草别说》云："使气血各有所归。恐当归之名，必因此出也。"

中医认为，当归具有双向调节作用，善补血活血，调经止痛，润肠通便。现代研究证实，当归含有挥发油、有机酸、氨基酸、维生素、微量元素等多种物质，可以养脾护胃。

人群宜忌

☑ 适宜月经不调者、闭经痛经者、气血不足者、头痛头晕者、便秘者。

☒ 热盛出血者禁服，湿盛中满及大便溏泄者慎服。

食用宜忌

☒ 孕妇慎食。

养|脾|胃|药|膳|方

归参猪心汤
养脾、通便

材料 猪心1具，当归15克，党参20克，生姜、葱、胡椒、盐各适量。

做法

1. 将党参、当归洗净放入水中煮30分钟后，去药渣留汁；猪心清洗干净。
2. 锅置火上，加入适量清水和药汁，放入猪心和生姜、葱、胡椒、盐，大火煮开，转小火煮至猪心烂熟即可。

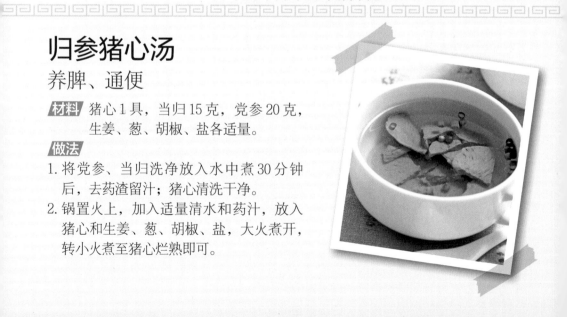

忌吃的 24 种食物

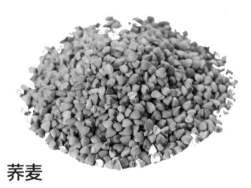

荞麦

荞麦含有大量的纤维素，过多食用会刺激胃黏膜，导致胃酸分泌过多，容易引起慢性胃炎或胃部肿瘤等疾病。由于荞麦性寒，脾胃虚寒者若食用，会导致体内阴阳更加不平衡，消化系统功能紊乱，严重的会令人头晕，所以脾胃虚寒者要慎食荞麦。另外，由于荞麦不易消化，所以消化功能不良者也应忌食荞麦。

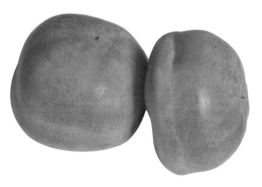

柿子

柿子性寒，患有脾胃虚寒、胃寒呕吐等症的人吃了会加重病情。而且柿子中含有大量的鞣酸、丹宁和果胶，这些物质遇到胃酸就会发生化学反应，凝成硬块，对胃造成伤害，引起脘腹胀痛等症状。经常食用柿子的人，还会增加得胃结石的概率。

西瓜

西瓜水分多，大量的水分在胃里会冲淡胃液，引起消化不良或腹泻。另外，西瓜是生冷食品，较为寒凉，患有脾胃虚寒、寒积腹痛、慢性肠炎、胃炎及十二指肠溃疡等症的人均不宜多吃。

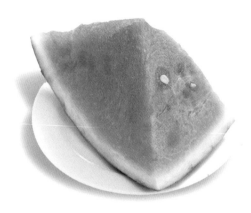

西蓝花

西蓝花中含有的可溶性膳食纤维特别多，这种纤维与胃酸反应会产生大量气体，容易把胃撑大，并且易致肠胃内多余的气体累积，造成脾胃不适。

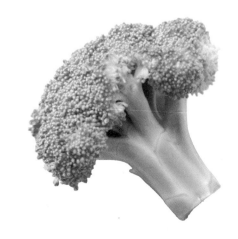

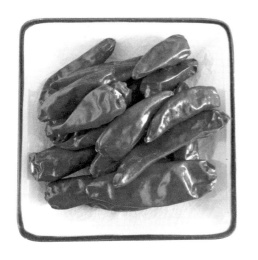

辣椒

胃健康的人吃适量的辣椒，不但不会损伤胃黏膜，还会加速胃黏膜的血液循环，从而对胃黏膜起到一定的保护作用。但是，有胃病的人如果一次食用过量的辣椒，辣椒中的辣椒碱等成分就会对胃黏膜及溃疡面产生刺激作用，使胃局部血管发生充血、扩张、刺激神经末梢产生疼痛感，甚至导致胃出血，使病情加重。

苦瓜

苦瓜性凉，多食容易伤脾胃，所以脾胃虚弱的人要尽量少吃。从营养学的角度来说，苦瓜中含有大量的草酸，如果经常吃苦瓜，草酸摄入过多会和体内的钙相结合，形成不溶性钙盐，容易引起便秘，罹患胃结石。

薄荷

薄荷性寒凉，易增加胃寒、胃气上逆、打嗝和泛酸，从而增加了胃酸向食管反流的概率。不仅是薄荷，用薄荷制成的各种食品，如薄荷糖、薄荷茶等，都容易让人产生不同程度的肠胃不适之感，脾胃不佳者均应少食。

栗子

患有胃溃疡疾病和消化不良的人要少吃栗子，因栗子吃多了会产生过多的胃酸，加重胃部负担，严重者会导致胃出血。另外，过量食用栗子会使肠道内被细菌酵解产生的气体量增多，形成胃肠道胀气或引起便秘。

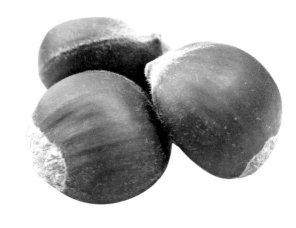

咖啡

咖啡里含有一种强有力的胃液分泌剂，饭后喝咖啡有助于肉类的消化，但若空腹喝咖啡，就会对胃产生极大伤害。因为胃受到刺激分泌胃液，但又没有食物供其消化，就会引起胃壁糜烂，导致胃溃疡的发生。

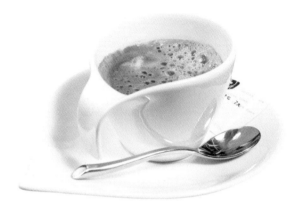

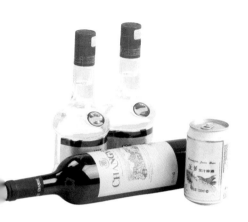

烈酒

经常饮用烈酒，会让高浓度的乙醇在胃内停留，与胃及十二指肠黏膜直接接触，溶解黏液和生物膜，导致黏液变薄，黏膜上皮细胞坏死脱落，从而引起胃黏膜糜烂或溃疡的形成，诱发胃十二指肠黏膜损伤及相关性胃病。

浓茶

浓茶中含有过多的咖啡因、茶碱等，会使胃蠕动加快、胃壁细胞分泌亢进、胃酸增多、胃黏膜刺激加强，从而导致胃溃疡。空腹喝浓茶，还会引起反胃、欲呕、心慌等症状。

另外，浓茶中含有鞣酸，鞣质收敛性强，会阻碍胃肠的消化和吸收，易引起大便干结甚至便秘。

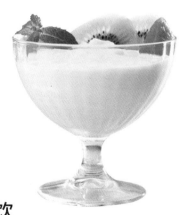

冷饮

冷饮寒凉，食后容易刺激消化道黏膜，影响消化功能，所以胃溃疡、胃炎、消化不良患者不宜多吃冷饮，以免加重病情。

吃冷饮的时候，也一定不要饭后马上吃，否则会妨碍人体的正常消化，引起胃炎。

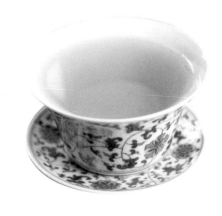

碳酸饮料

碳酸饮料中含有大量的二氧化碳，二氧化碳会刺激胃黏膜，减少胃酸分泌，影响肠胃的正常消化功能，也会增加胃内压力，使胃壁膨胀，影响胃蠕动。如果碳酸饮料饮用过多，很容易会出现腹胀、腹痛等症，引起急性胃炎。

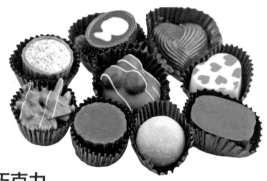

巧克力

巧克力中含有大量的可可碱、脂肪和多元醇。可可碱会使食管括约肌松弛，从而造成胃食管反流；脂肪含量过多，会影响消化，刺激胃酸分泌，引起胃痛、腹胀、腹泻或便秘等症；多元醇则会刺激胃黏膜，引起胃痉挛等症。可见，巧克力是一种很伤脾胃的食品，应尽量少食或不食。

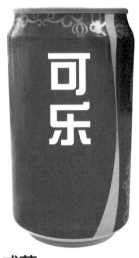

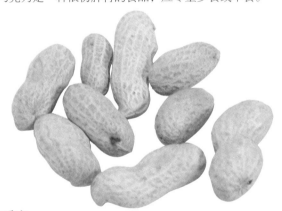

咸菜

咸菜中含有大量的氯化钠，食后与胃酸反应，会生成大量的钠离子。人体内钠离子过多，会增加脾胃的负担，同时也对消化系统有一定不良影响。同时，咸菜多为蔬菜腌制，蔬菜经过腌制后会产生大量的亚硝酸盐，这种盐吃到肚子里会转化成致癌物质亚硝酸铵，增加人们得胃肠道癌症的概率。

炒花生

炒花生不宜多吃，因为炒花生时温度骤然升高到120℃以上，使原本味甘性平的花生变成了性燥热的炒花生。炒花生摄入人体后，食物中的结合水会自行修复，释放出大量的能量。这些额外释放的能量破坏了人体内的消化道组织，容易引起消化不良和慢性胃病。

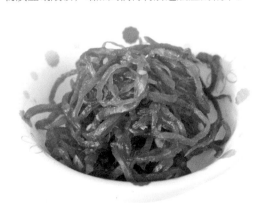

腌肉

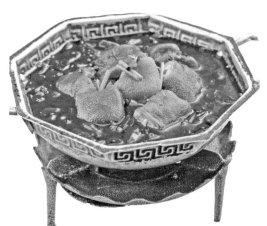

腌肉中含有很高的脂肪和胆固醇，会严重刺激胃黏膜，影响消化。腌肉在制作过程中，很多维生素和微量元素都消失殆尽，妨碍了脾胃正常的消化和吸收功能。而且在腌制肉类时，会放入大量食盐，食盐过多，与胃酸反应会生成致癌物质，易引起胃癌或肠癌的发生。

火锅

吃火锅的时候，有些人喜欢把食物从锅里刚捞出来蘸一下调料就吃，这样很容易烫伤消化道。因为口腔、食道和胃黏膜一般只能耐受 50～60℃，而火锅浓汤温度可高达120℃，食物烫熟即吃的话，很容易烫伤口腔、食管和胃黏膜。再加上麻辣等刺激，容易诱发各种消化器官炎症和溃疡。

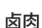

卤肉

酱卤肉时，肉在卤汁中长时间浸泡，会滋生很多细菌，还有可能会导致食物变质腐坏。平时肠胃脆弱的人吃了这样的卤肉，很可能会出现胃痛、腹泻等症状。另外，在酱卤肉时，为了保鲜和增色，往往还要加入少量的亚硝酸钠，这是一种潜在致癌物，长期食用易引起肠胃癌。

油炸食品

经过高温油炸的食品，蛋白质会发生变质，食用后会破坏人体内的无机盐和一些脂溶性的维生素，妨碍脾胃的消化和吸收功能。另外，油炸食品油脂含量过高，食用后会增加肠胃的负担，影响消化。

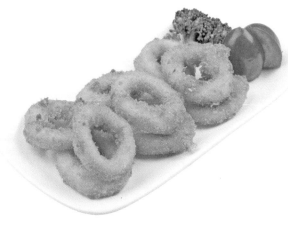

泡饭

　　泡饭会使食物在口腔内还未嚼烂就滑到胃里，加重胃肠道负担。吃泡饭会让唾液分泌变少，不利于食物的消化，再加上味觉神经没有受到应有的刺激，胃肠道消化液分泌减少，会导致胃肠功能紊乱和消化不良。

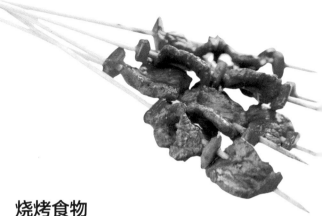

烧烤食物

　　食物经过烧烤以后，性质都偏燥热，加上多种调味品的使用，如孜然、胡椒、辣椒等都属于热性食材，辛辣刺激，会大大刺激胃肠道蠕动及消化液的分泌，损伤消化道黏膜。而且烧烤中多以油腻食物为主，如肉串、板筋等，这些食物中含有较多的脂肪和蛋白质，会刺激胃酸分泌，引起泛酸、烧心、嗳气等症。

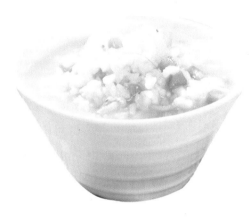

冷饭

　　经常吃冷饭，会损伤胃黏膜。肠胃经常受到冷刺激，会使胃黏膜血管收缩，胃液分泌减少，引起食欲下降和消化不良，时间久了还会得胃病。

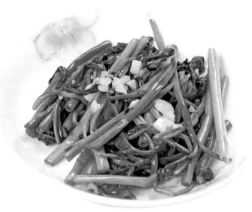

剩菜剩饭

　　经常吃剩饭剩菜容易引起胃病。因为米饭的主要成分是淀粉，淀粉在加热到60℃以上时会逐渐膨胀，最终变成糊状，这个过程称为"糊化"。人体对糊化了的淀粉水解和消化能力都大大降低。隔夜的蔬菜也最好不要吃，因为隔夜的蔬菜容易受到细菌污染而产生亚硝酸盐，这种盐吃到肚子里能转变成致癌物质亚硝胺，会增加人们患胃肠道癌症的概率。

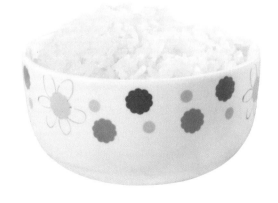

Part **4**　# 对症养脾胃

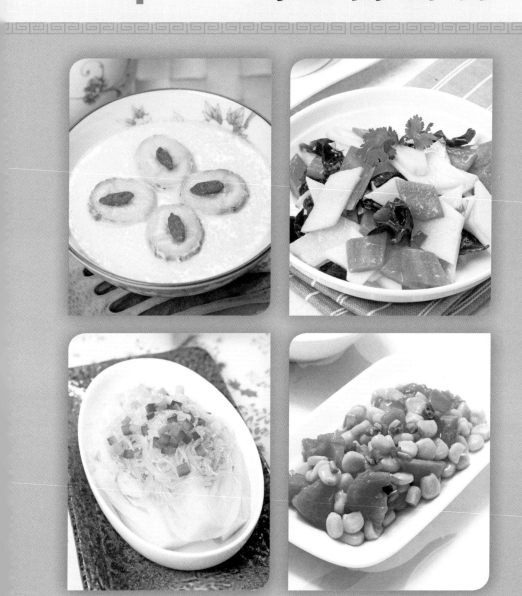

消化不良

什么是消化不良

广义上的消化不良是胃部不适的总称，狭义上的消化不良是指肠胃消化能力弱。一般由饮食过饱、疾病、服用止痛药、精神紧张引起的，但根源在于胃动力不足，以至于胃部难以发挥消化食物的功效，导致胃部出现大量积食。患者会出现食欲不振，进食后饱胀，腹部有压迫感和疼痛感、烧心、轻度恶心等症状。

不良饮食导致消化不良

不良的饮食习惯往往会影响消化功能。一般来说，油炸食物会造成胃肠负担；生冷刺激食物会刺激胃黏膜，引起胃部炎症；腌制食物会伤害胃肠，甚至引发胃癌；饭后直接饮水，会冲淡胃液；暴饮暴食则会增加胃肠负担。

长期消化不良会导致营养不良

长时间消化不良，会导致胃肠的吸收功能减弱，食物中的营养物质无法被人体吸收，时间一长，就容易出现营养不良，导致身体瘦弱、精力不济、全身乏力、面色枯黄。而营养不良反过来会造成脏腑器官和身体的免疫力下降，这样无疑加重了脾胃的虚弱，从而更容易出现消化不良。

小贴士

轻松按一按

营养不良的患者可以按摩一下中脘穴，该穴位位于肚脐上方4寸，可以采取仰卧姿势取穴，取胸骨下端与肚脐连接线中点即可。

刺激该穴位可以促进胃肠蠕动，增强消化能力，同时对胃炎、泛酸、腹胀也均有显著疗效。按摩时用拇指指腹按揉中脘穴，先按照顺时针的方向旋转按揉150下，然后再按照逆时针的方向旋转按揉150下，最好选择在睡觉之前按揉。

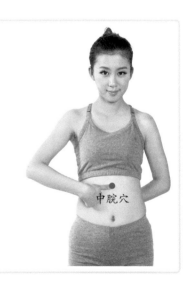

中脘穴

特效食材

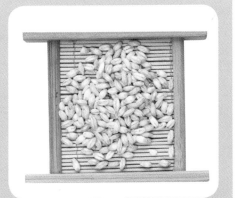

大麦

含有维生素 A、维生素 E 和淀粉酶、麦芽糖、软化糖酶、蛋白质分解酶，有助于提高消化能力，此外大麦还含有可促进胃肠道溃疡愈合的物质。

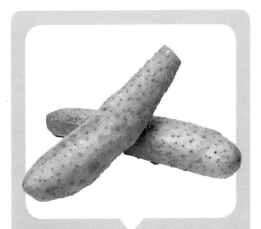

山药

含有淀粉酶、多酚氧化酶等物质，有助于提高脾胃消化吸收能力。

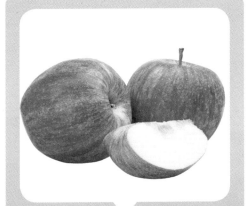

苹果

含有丰富的纤维素，能够刺激肠道蠕动，增强消化能力并加速排便。

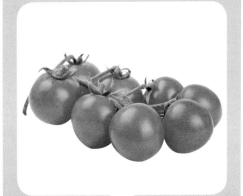

番茄

含有丰富的番茄红素，有助于消化，尤其是协调胃液来消化脂肪，效果非常明显。

食|谱|推|荐

豆腐鲫鱼汤
促进消化、增强食欲

材料 豆腐150克，鲫鱼300克，食盐4克，味精3克，料酒、葱末各10克，姜片5克，植物油适量。

做法

1. 鲫鱼剖腹，去鳞、去腮、去内脏，洗净后备用；豆腐切成小丁备用。锅中放油后烧热，将鲫鱼放入锅中，烧至两面微黄，放入料酒、姜片、豆腐，并加入1000毫升清水。

2. 用大火烧开后，去掉鱼汤中的浮沫，之后用小火煮20分钟。加入盐、味精和葱末后即可起锅食用。

温馨·小·贴士

鲫鱼和豆腐最好选择新鲜的，料酒可以选择陈年黄酒，这样更容易入味。

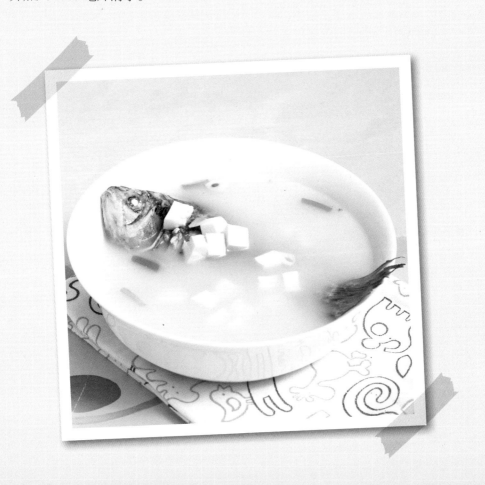

食|谱|推|荐

家常炒山药
健脾益胃

材料 山药片200克，胡萝卜片、木耳片各50克，葱末、姜末各3克，盐、香菜段各4克。

做法

1.将山药片焯一下捞出。

2.油锅烧热，爆香葱末、姜末，放山药片翻炒，倒胡萝卜片、木耳片炒熟，加盐调味，撒香菜段即可。

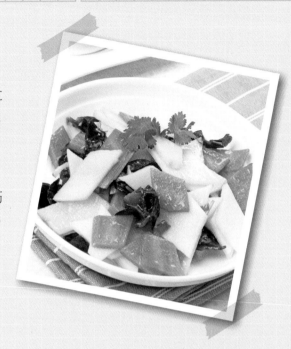

番茄冬瓜汤
健胃消食、清胃热

材料 冬瓜200克，番茄150克，水750毫升，香菜、鸡精、盐各少许。

做法

1.将冬瓜去皮洗净后切片，番茄洗净后切块。

2.将水倒入锅中，用猛火煮开，然后放入少许鸡精。

3.将切好的冬瓜片和番茄块放入锅中，加盖煮5分钟，之后放入香菜、盐即可食用。

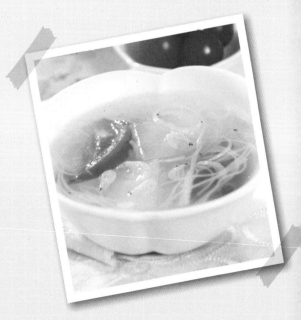

急性胃炎

什么是急性胃炎

急性胃炎是由多种病因引起的急性胃黏膜炎症。在饮食后数小时内发病，出现胃黏膜充血、水中、黏液增多、黏膜表层细胞糜烂，出现痉挛、上腹痛、恶心、呕吐等急性症状。细菌有时还会波及肠道，引起急性肠炎，出现腹痛、腹泻、发热等症状，严重的还会引起脱水或者休克。

急性胃炎源于脾胃虚弱

急性胃炎一般是在脾胃虚弱的基础上诸邪犯胃所致。病因有寒邪客胃、肝气犯胃、饮食及毒物伤胃、湿热中阻等。

特效食材

小偏方

选取5～7个新鲜的核桃，砸去外壳取出仁，然后捣碎，在砂锅内温火炒至淡黄色，再放入两茶匙的红糖拌炒几下即可出锅，趁热吃下去。每天早晨空腹吃，半小时后才能吃饭和喝水，此方需连用12天，中间不可中断。可辅助治疗胃炎。

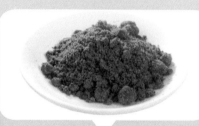

红糖

性温，味甘，归脾经，具有益气补血、健脾暖胃、缓中止痛的作用，《本草纲目》称其能温胃和中。

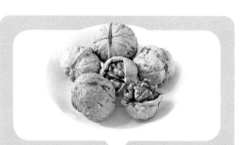

核桃

性温，味甘，无毒，有健胃、补血的功效。唐代孟诜著《食疗本草》中记述，吃核桃仁可以开胃，通润血脉。

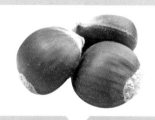

栗子

性温，味甘，可以补肾强筋、健脾益气、活血止血。

食|谱|推|荐

人参茯苓二米粥
培补元气、养护脾胃

材料 人参3克，茯苓15克，山药30克，小米和大米各15克。

做法
1. 将茯苓、山药洗净，烘干，研成细粉；小米、大米洗净；人参洗净。
2. 锅置火上，加适量清水，放入小米、大米、人参，加入茯苓粉、山药粉，用小火炖至粥成即可。

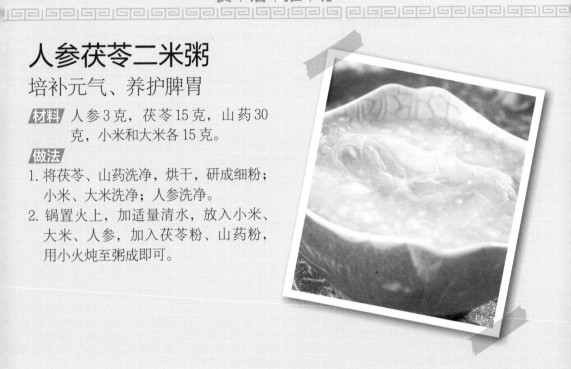

牛奶蒸鸡蛋
健脾养胃

材料 牛奶250克，鸡蛋70克。

做法
1. 先将鸡蛋打散。
2. 加入牛奶搅拌均匀。
3. 刮去表面的泡沫，并在容器上盖上保鲜膜。
4. 大火蒸15分钟即可。

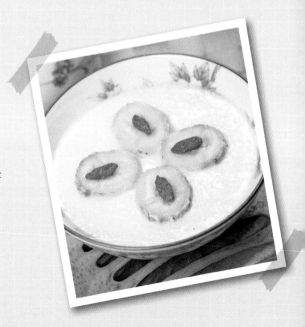

慢性胃炎

什么是慢性胃炎

慢性胃炎是指胃黏膜的慢性炎症，常见的有慢性浅表性胃炎和慢性萎缩性胃炎两种。一般认为，浅表性胃炎是萎缩性胃炎的前期病变，而萎缩性胃炎是胃癌的前期病变。主要临床表现为上腹部不适合疼痛、食欲不振、恶心呕吐。慢性胃炎病程绵长、发展缓慢，但难以根治。

慢性胃炎多脾虚

在中医看来，慢性胃炎主要与饮食、情志、感受邪气、脾胃虚弱有关。临床上，慢性胃炎患者多数脾虚。患者平日饮食不规律，或暴饮暴食，或吃太多生冷食物，最终造成脾胃气阴受损，胃气过于虚弱。

小贴士

轻松按一按

慢性胃炎选择的穴位主要有：中脘穴和足三里穴2个。

中脘穴可以调理中气，健脾利湿。位于上腹部，肚脐上4寸处。

足三里穴可以调理脾胃，调和气血。位于外膝眼下4横指，在腓骨与胫骨之间，由胫骨旁量1横指处。

对于以上穴位，每天每个穴位按摩3～5分钟。

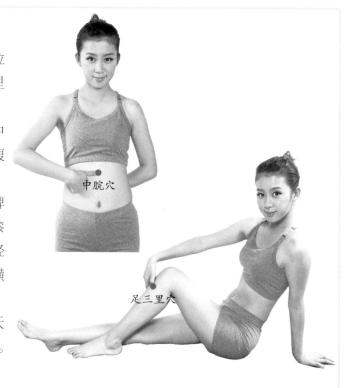

特效食材

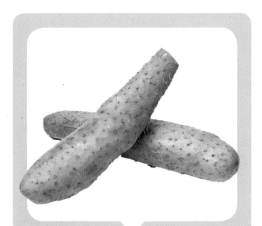

山药

性平,味甘,归胃、脾经,可以健脾养胃,特别适合慢性胃炎患者。

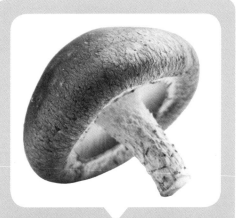

香菇

性平,味甘,归胃、肝经,可以引气健脾,和胃益气。

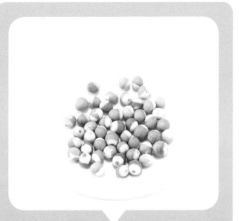

芡实

味甘,性平,归脾、肾经,可以固肾涩精,补脾止泻。

食|谱|推|荐

蒜蓉粉丝蒸娃娃菜
养胃生津、除烦止渴

材料 娃娃菜250克，粉丝20克，蒜蓉、红辣椒、香葱碎、生抽、白糖、鸡精、高汤、植物油各适量。

做法

1. 粉丝浸泡20分钟，至软；娃娃菜洗净，切成四瓣；在盘上先铺垫上泡软的粉丝，再平铺上娃娃菜。
2. 锅内放植物油烧热，放入蒜蓉炒香，加生抽、清水、白糖、鸡精、高汤煮开，淋在娃娃菜上。
3. 锅内烧开水，放上蒸架，放上娃娃菜，加盖大火蒸10～12分钟，撒香葱碎、红辣椒即可。

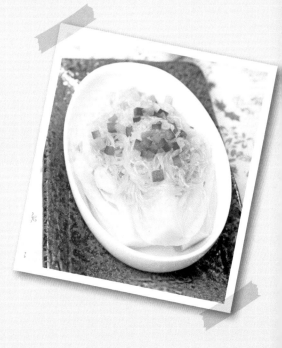

香菇扁豆
健脾胃

材料 鲜香菇50克，冬笋片25克，鲜扁豆100克，鸡精、料酒、姜末、盐、植物油各适量。

做法

1. 香菇去蒂，切成两半；冬笋片洗净，切成粗丝；扁豆洗净，撕掉筋，切成两段，放入沸水中焯一下，捞出沥干。
2. 锅内放入适量油，待油热后，放姜末爆香，然后放入香菇、冬笋丝、扁豆，翻炒至扁豆变色，放入少量水、盐、料酒，小火焖一会，待汤汁收尽时，继续爆炒，加鸡精调味即可。

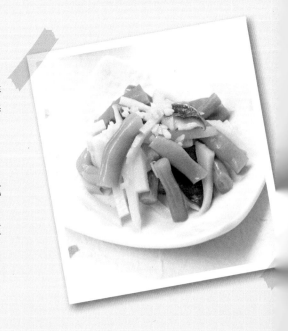

消化性溃疡

消化性溃疡的发病特点

消化性溃疡主要指发生于胃和十二指肠的慢性溃疡。溃疡的形成有多种因素，其中酸性胃液对黏膜的消化作用是导致溃疡形成的基本原因。

消化性溃疡的形成跟胃酸有关

胃酸分泌过多、幽门螺杆菌感染和胃黏膜保护作用减弱等因素是引发消化性的主要因素。另外，胃排空延迟、胆汁反流、遗传因素、药物因素、饮食因素、环境因素和精神因素都与消化性溃疡有密切的关系。

胃溃疡的特点

胃溃疡一般发生在慢性胃炎经久不愈时，并且多发生于胃小弯和幽门部，后壁较前壁常见。此外，溃疡发生部位不同，出现的症状也不同。胃窦部溃疡者多伴有高酸和幽门功能失调，患者有明显的胃痛、泛酸、烧心，因胃排空慢而出现胀满、食欲减退等症状。

十二指肠溃疡的特点

十二指肠溃疡是指与胃酸和胃蛋白酶接触的十二指肠黏膜发生的溃疡，常出现在幽门附近数厘米的范围内，它是一种慢性和反复发作的一种疾病。造成十二指肠溃疡主要是迷走神经功能亢进，胃泌素与壁细胞增多从而导致胃酸分泌增高，以至于形成十二指肠溃疡。

胃溃疡和十二指肠溃疡的不同之处

胃溃疡的疼痛规律为：进餐后半小时到1小时患者会感到上腹部疼痛，直到胃完全排空后，患者又觉得舒适。

进食→疼痛→舒适

十二指肠溃疡的疼痛规律为：进餐后1.5 ~ 4小时之间不疼痛，之后发生上腹部疼痛，直到下次进餐后疼痛才会缓解。

进食→舒适→疼痛

特效食材

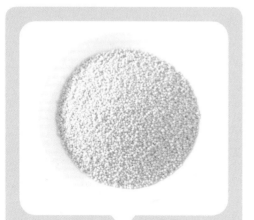

小米

小米是养脾胃的最好选择，尤其是做成稀粥，对于消化性溃疡患者是特别对症的。

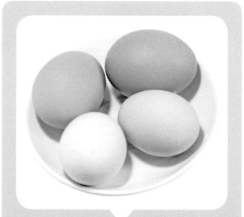

鸡蛋

鸡蛋营养丰富而不伤脾胃，所以消化性溃疡患者可以吃鸡蛋，但是最好做成鸡蛋羹，更容易被脾胃消化吸收。

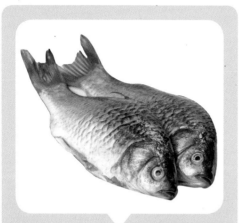

鱼肉

鱼肉不仅营养丰富，而且特别容易被消化吸收，所以很适合消化性溃疡患者食用。

食|谱|推|荐

肉末蒸圆白菜
加速创伤面愈合

材料 肉末50克，圆白菜20克，盐、
葱末、植物油各适量。

做法
1. 圆白菜洗净，撕成大片，焯烫至软。
2. 锅置火上，倒植物油烧热。
3. 倒入葱末炒香后，加肉末、盐炒熟。
4. 把肉末倒在圆白菜上，卷成卷，放到
   蒸锅里面，上汽后蒸3~5分钟。

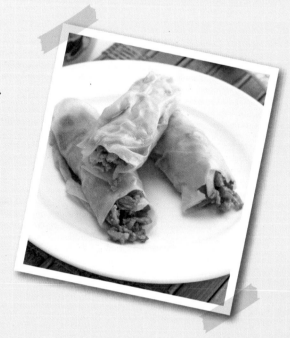

虾仁蒸西蓝花
补充维生素 C 和蛋白质

材料 西蓝花250克，虾仁150克，盐、
鸡精、蚝油、水淀粉各适量。

做法
1. 西蓝花洗净，撕成小朵，在盘子周围
   摆上一圈。
2. 虾仁清理干净，倒入西蓝花中间。
3. 将盘子放到蒸锅上，盖上盖子，蒸10
   分钟左右。
4. 取一个小锅，将水、盐、鸡精、蚝油
   煮沸，倒入适量清水和水淀粉，快速
   搅拌，至汤汁浓稠时关火。
5. 最后将蒸好的西蓝花取出，将芡汁浇
   于表面即可。

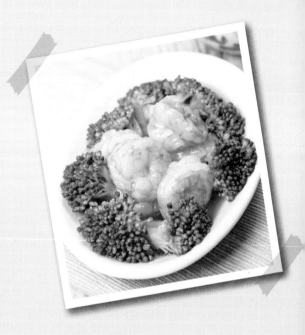

胃结石

什么是胃结石

胃结石是因进食某种物质后在胃内形成的石性团块状物。形状多为圆形或椭圆形，大小不一，小的如乒乓球，大的似婴儿头。按其组成成分不同可分为植物性、毛发性和混合性三种，临床上最多见的是植物性胃柿石。

吃柿子过多会形成胃结石

在柿子、山楂和黑枣中含有一种被称为鞣质的东西，未成熟的柿子中，其含量可高达20%。人们吃生柿子时，舌头有发涩的感觉，就是鞣质在作怪。此外，柿子中还含有树胶、果胶。人吃了未成熟的柿子后，鞣质在胃酸的作用下，能与蛋白质结合成不易溶于水的鞣酸蛋白，沉淀在胃内，而鞣酸蛋白、树胶、果胶能把柿核、蔬菜植物纤维黏合在一起，在胃内就可形成胃柿石。胃酸多的人吃柿子易长胃石。有些人吃一次生柿子就可形成胃石。

胃结石患者的饮食原则

1. 少吃柿子、黑枣、山楂、椰子等富含鞣质的食物，如果要吃就不要空腹吃，可饭后半小时再吃。
2. 大量饮水，多饮白开水能使尿液得到稀释，钙离子和草酸根的浓度就会降低，从而形成不了草酸钙结石。
3. 少吃草酸盐含量高的食物，含草酸盐高的食物有番茄、菠菜、草莓、甜菜和巧克力等，过高的草酸盐摄入也是导致胃结石形成的主要原因之一。

特效食材

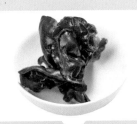

黑木耳

黑木耳中富含膳食纤维，能吸附结石，从而排出体外。

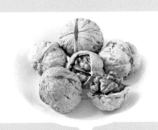

核桃

核桃肉中含有丙酮酸，能阻止黏蛋白和钙离子结合，从而阻止了结石的形成。另外，核桃能够酸化尿液，以调节酸碱值，这使得磷酸镁胺结石、草酸钙结石等无法在酸性环境中生存。

食|谱|推|荐

黄花木耳炒鸡蛋
化结石、养脾胃

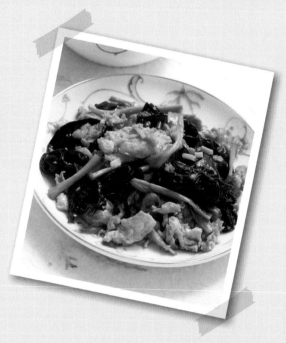

材料 水发木耳100克，水发黄花50克，鸡蛋2个，葱末、姜末、盐各3克，生抽5克，味精、香油各少许。

做法

1. 木耳洗净，撕成小朵；黄花去根部，冲洗干净；鸡蛋打成蛋液。

2. 锅置火上，倒入油烧至五成热，将蛋液炒熟后盛出。

3. 锅内倒入油烧热，下葱末、姜末爆香，倒入木耳和黄花翻炒，加入盐、生抽，翻炒至熟时，倒入鸡蛋块，加味精、香油，翻炒均匀即可。

核桃紫米粥
防止结石形成

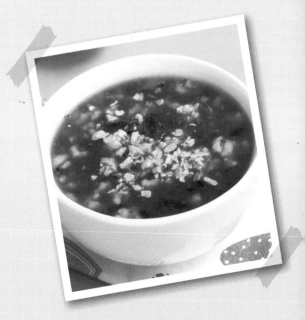

材料 紫米80克，核桃仁30克，大米20克，葡萄干10克，冰糖15克。

做法

1. 核桃仁剁碎；葡萄干洗净；紫米洗净，浸泡4小时；大米洗净，浸泡30分钟。

2. 锅内倒入清水大火烧开，加紫米煮沸，加大米改小火熬煮至黏稠，加葡萄干、冰糖继续熬煮5分钟，待粥凉后，撒上核桃碎，拌匀即可。

胃下垂

什么是胃下垂

由于腹腔内脂肪薄弱，腹壁肌肉松弛，导致胃低于正常位置，称为胃下垂。临床表现为上腹胀满、食欲不振、胃痛、消瘦、乏力、嗳气、恶心、呕吐、胃下坠感，或伴有便秘、腹泻、气短、眩晕、心悸、失眠、多梦等。

胃下垂患者的饮食原则

1. 少食多餐，每日4~6餐，定时定量，避免进食过多引起消化不良。

2. 吃饭时要细嚼慢咽，吃得太快会使食物滞留在胃中，加重胃的负担，也不利于食物的消化吸收。

3. 应选用细软、清淡、易消化的食物。主食应以软饭为佳，如面条要煮透煮软；副食要剁碎炒熟，少吃生冷蔬菜。

4. 在保证膳食营养均衡的同时，要适当多吃些蛋白质含量高的食物，如牛奶、鸡蛋等。少摄入些动物脂肪，因为动物脂肪在胃内排空最慢，食用过多会增加胃的负担。

5. 胃下垂患者的胃肠蠕动比较缓慢，若饮食不当或饮水不足则很容易发生便秘，而便秘又会加重胃下垂的程度，所以，患者应特别注意防止便秘。可适当多吃一些膳食纤维和维生素含量较多的食物，以促进肠胃蠕动。

特效食材

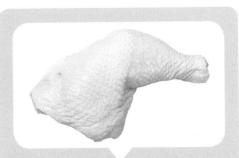

鸡肉

味甘，性微温，能温中补脾，益气养血，补肾益精。用于虚损羸弱，病后体弱乏力；脾胃虚弱，食少反胃；气血不足，头晕心悸；脾虚水肿等。

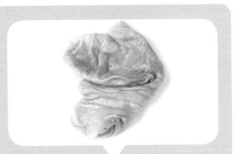

猪肚

味甘，性平，归脾、胃、肾经，具有补益脾胃和虚损的功能。《本草经疏》说："猪肚，为补脾之要品。补益脾胃，则精血自生，虚劳自愈。"

食|谱|推|荐

板栗烧白菜

健脾养胃，适合脾胃虚弱者

材料 白菜心150克，熟板栗肉200克，葱末、姜末、水淀粉、盐、鸡精、料酒、白糖、植物油各适量。

做法

1. 白菜心洗净，切成片，在开水中烫一下，捞出放入凉水中。
2. 锅中放少量油烧热，放入葱末、姜末爆香，倒入料酒，加适量沸水、鸡精和白糖，然后把栗子肉和白菜放入锅中，用小火煨5分钟，加入适量盐，最后用水淀粉勾芡即可。

温馨小·贴士

如果购买的是带壳生板栗，可先将板栗洗净煮熟，然后在其凸的一面用刀切一字刀，把板栗肉取出即可。

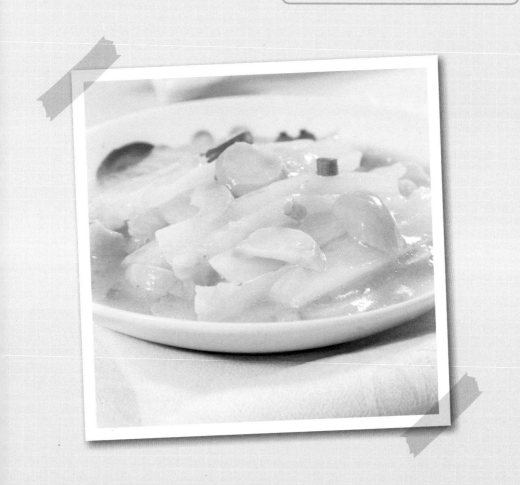

食|谱|推|荐

小米红枣粥
健胃利湿、补血助消化

材料 小米 100 克，红枣 30 克，红豆 15 克，红糖 10 克。

做法

1. 红豆洗净泡涨；红枣洗净泡涨、去核；小米淘洗干净。
2. 锅置火上，将红豆加水煮至半熟，再放入小米、红枣，煮至米粒熟烂，用红糖调味。

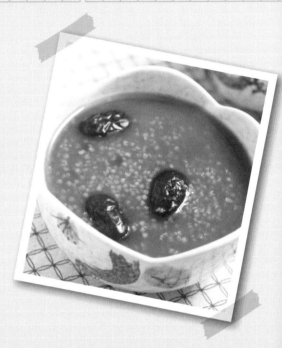

花生酱鸡丝
补脾开胃、提高免疫力

材料 鸡胸肉 250 克，圆白菜 100 克，花生酱适量。

做法

1. 鸡胸肉洗净，煮熟，捞出，沥干水分，晾凉，撕成丝；花生酱加水调稀。
2. 圆白菜择洗干净，切成丝，放入微波炉专用碗中，盖上保鲜膜，用竹签扎几个小孔，送入微波炉，中火加热 1 分钟，取出，晾凉。
3. 取盘，放入鸡丝和圆白菜丝，淋入调稀的花生酱即可。

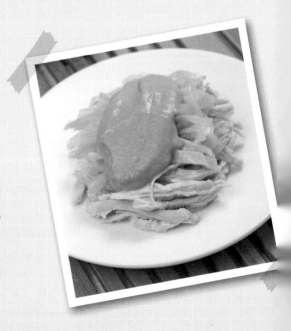

胃癌

什么是胃癌

胃癌是源自胃黏膜上皮细胞的恶性肿瘤。高发年龄在 50 岁以上，男女发病率之比为 2∶1。

胃癌的发生原因

饮食：腌制、熏制、油炸、霉变等高热量高盐量的食物，被公认为常见的致癌物质。

遗传：胃癌有一定的家族遗传倾向，有家族胃癌病史的人更容易发生胃癌。

胃部疾患：各种急慢性胃炎、胃溃疡、息肉等胃部疾病会导致胃功能紊乱甚至发生恶性病变。

抽烟酗酒、长期熬夜、透支体力等不良生活习惯也会导致胃部病变，诱发癌症。

胃癌的征兆有哪些

乏力、消瘦及贫血，这是另一组常见的胃癌症状。病人常常因食欲减退、消化道失血而出现疲乏软弱等表现。

上腹部疼痛，此为胃癌最常见的症状。开始为间歇性的隐隐作痛，常常诊断为胃炎或溃疡病等。

上腹部不适，多为饱胀感或烧灼感。可以暂时缓解，反复出现。

食欲减退、嗳气等消化不良症状，表现为食后饱胀感并主动限制饮食，常常伴有反复嗳气。

黑便或大便潜血阳性，如果在没有进食黑色食物的情况下出现了大便发黑，就应尽早来医院检查。

特效食材

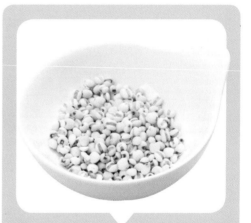

薏米

性凉，味甘、淡，具有利水渗湿、健脾除痹、清热排毒的作用。另外，薏米还具有防癌抗癌的作用，其最大功效是抑制细胞的异常繁殖，通过新陈代谢来改善体质。其中所含的薏苡仁酯被认为是抗癌的有效成分，对癌细胞有阻止生长和杀伤作用。

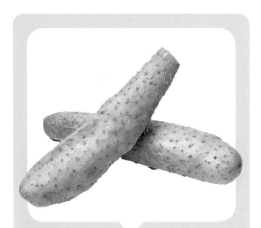

山药

味甘，性平，其补脾养胃的功效特别显著，而且它不寒不热、作用温和，非常适合胃癌患者食用。

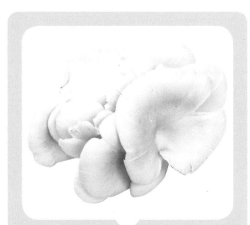

菌菇类食物

冬菇和香菇等菇类食物中所含的多糖体，抗癌率非常高。黑木耳、银耳所包含的多糖体也是一种抗癌的有效物质。

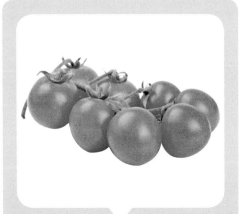

番茄

番茄含番茄红素及胡萝卜素，它们都是抗氧化剂，能中和体内自由基，对于抗胃癌和消化道癌症有利，同时对预防乳腺癌和前列腺癌也有效。

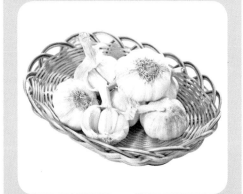

大蒜

大蒜能显著降低胃中亚硝酸盐含量，减少亚硝胺合成的可能，有效预防胃癌。

食|谱|推|荐

番茄炒玉米
增强体能、防癌健脾

材料 番茄丁、甜玉米粒各200克，葱花、盐各3克，白糖3克。

做法

1. 甜玉米粒洗净，沥干。
2. 锅置火上，倒油烧热，放入番茄丁、玉米粒炒熟，加入盐、白糖调味，撒葱花即可。

温馨·小·贴士

玉米可以购买玉米罐头，也可以买生玉米棒煮熟后将玉米粒剥下使用。

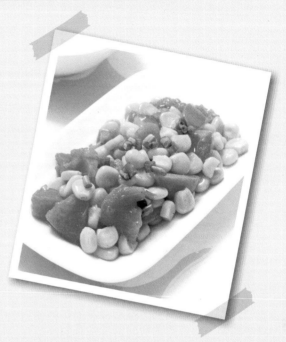

山药香菇鸡
增强免疫力、抑制癌细胞生长

材料 新鲜山药100克，鸡腿肉100克，鲜香菇2朵，料酒、酱油各10克，盐、白糖各3克。

做法

1. 山药洗净去皮，切厚片；香菇去蒂，切小块；鸡腿肉洗净，切成小块，放入沸水中焯去血水，然后洗净，沥干水分。
2. 将鸡肉、香菇块放入锅内，加入料酒、酱油、盐、白糖和适量清水，大火烧沸后改小火继续炖10分钟，然后加入山药至煮熟，收汁即可。

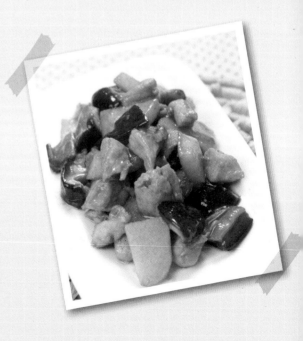

便秘

什么是便秘

便秘是由于饮水过少、精神压力大、胃肠功能不好等，导致粪便在肠内停留过久而形成的，症状是大便次数减少、大便干结、排出困难或不尽、肛门疼痛。一般两三天以上无排便，就有可能是便秘。如果每天均排大便，但排便困难且排便后仍有残便感，或伴有腹胀，也属于便秘的症状。

长期便秘会引起各种疾病

便秘会引发很多种疾病，比如痔、肛裂、胃肠功能紊乱、脑出血、心脏病、肿瘤等。有句俗语很形象，"一日不排便，胜抽三包烟"，可见便秘的危害之大。

便秘的高发人群

便秘是一种常见病症，老年人和体弱者由于胃肠功能不好，是便秘患者的高发人群。但现在越来越多的中青年人也开始出现便秘问题，尤其是上班族，约占便秘患者的 30% 左右，因为他们经常坐着办公，又不经常运动，导致胃肠功能变弱，粪便就会停留积聚。

小贴士

轻松按一按

饭后按摩腹部有助消化，能加强对食物的消化、吸收和排泄，防止和消除便秘。一般选择在夜间入睡前和起床前进行。左手按在腹部，手心对着肚脐，右手叠放在左手上。先按顺时针方向绕脐揉腹 50 次，再逆时针方向按揉 50 次。

值得注意的是，揉腹不宜在过饱或过饥的情况下进行，如有胃肠穿孔、腹部急性炎症及恶性肿瘤时，最好不要揉腹。揉腹时如出现腹内温热感、饥饿感或有便意及肠鸣、排气等都属正常现象，无需担心。

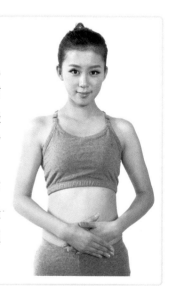

特效食材

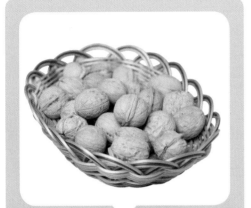

核桃

核桃内含有丰富的不饱和脂肪酸，吃进肚子里后，能软化大便，润滑肠道，从而使大便能够顺利排出。

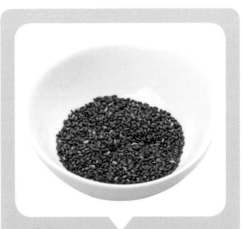

黑芝麻

中医认为，黑芝麻可润五脏、补肝肾、益精血、润肠燥。肠内的燥热解除了，大便就不会干结，排便自然变得顺畅了。

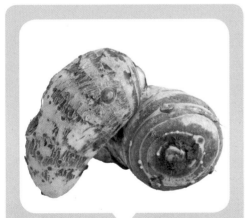

芋头

中医认为，芋头有益胃、宽肠、通便、解毒、补中、益肝肾、消肿止痛、益胃健脾、散结、化痰等功效，能够主治便秘等症。

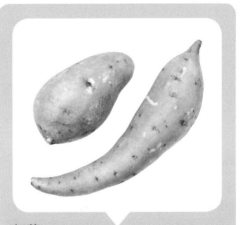

红薯

红薯富含膳食纤维，可促进肠道蠕动、预防便秘，进而可以降低粪便在体内的留滞时间，预防大肠癌的发生。

食|谱|推|荐

木耳烩丝瓜
润肠通便

材料 水发木耳25克，丝瓜250克，植物油5克，葱花、花椒粉、盐、鸡精、淀粉各2克。

做法

1. 水发木耳洗净，撕成小片；丝瓜去皮，洗净，切滚刀块。
2. 炒锅倒入植物油，烧至七成热，下葱花、花椒粉炒出香味，倒入丝瓜和木耳翻炒至熟，加入盐、鸡精调味，用淀粉勾芡即可。

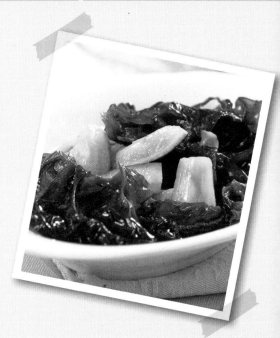

红薯蒸饭
调理脾胃、防治便秘

材料 糙米150克，红薯100克。

做法

1. 糙米洗净，浸泡2小时，沥干水分；红薯去皮，切成小丁。
2. 锅置火上，倒入泡好的糙米与适量的水，放入红薯丁，盖上盖子蒸至饭熟即可。

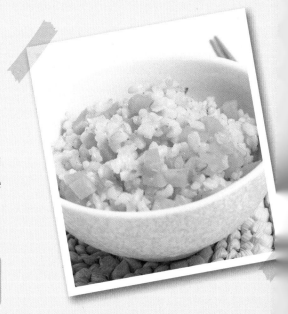

温馨·小·贴士

红薯一次不要吃太多，以免出现烧心、泛酸或腹胀等不适症状。

专题 调养脾胃，阴阳平衡

脾胃不和

脾胃共同掌管对食物的消化、吸收，但功能上各有特点。胃主受纳，脾主运化；胃气主降，使饮食物及其糟粕得以下行，脾气主升，则饮食物之精华得以营养全身；胃喜润恶燥，脾喜燥恶湿。纳与化、升与降、润与燥，相辅相成对立统一。

和，就是协调、关系好、均衡、和谐的意思，脾胃不和，就是脾胃关系不和谐了，都不好好工作了。当出现脾胃不和的时候，人就会出现食欲减退、面色萎黄、腹胀、恶心、呕吐等症状。

脾胃不和的患者宜吃健脾养胃的食物，如山药、南瓜、小米、玉米等。

脾阳虚

脾阳虚，其实就是脾胃虚寒，因饮食失调、过食生冷、劳逸过度或忧思伤脾造成的。常见症状为食欲不振、四肢不温、大便清稀、畏寒喜暖、腹胀、面白无华、口淡不渴等。

有脾阳虚证的患者宜吃性温健脾的食物，如莲子、干姜、山药、红枣等。

脾阴虚

脾阴虚其实就是脾精不足，脾为后天之本，人体各部的濡养有赖于脾气的输布。如果脾阴虚，人就会出现肌肉消瘦、体倦乏力、皮肤干燥、手足烦热等症状。脾阴虚是因脾虚不运、阳损及阴，或饮食营养不足造成的。

有脾阴虚证的患者宜吃性寒的食物，如绿豆、黄瓜、西瓜、苦瓜等。

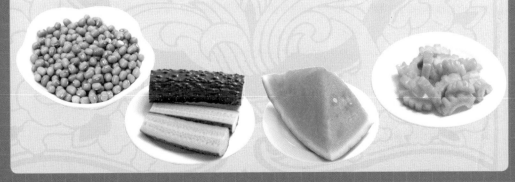

胃阳虚

胃阳虚其实就是胃寒，多因饮食失调，嗜食生冷，或过用苦寒、泻下之品，或脾胃素弱，阳气自衰，或久病失养，其他脏腑病变的影响伤及胃阳所致。如果胃阳虚，人就会出现胃脘冷痛、倦怠乏力、畏寒肢冷、舌淡胖嫩等症状。

有胃阳虚证的患者宜吃一些暖胃驱寒的食物，如羊肉、狗肉、荔枝、南瓜等温热性食物。

胃阴虚

胃阴虚其实就是胃阴不足，一般由胃热、胃火炽盛，或者温热病耗伤胃阴所致。人如果胃阴虚就会出现口干舌燥、吞咽不利、大便干结、干呕、舌红中心干、饥不欲食等症状。

有胃阴虚证的患者宜吃银耳、百合、番茄、鸭肉等性凉的食物。

脾胃湿热

脾胃湿热，又称中焦湿热，多由感湿邪或饮食不节、过食肥甘，酿成湿热，内蕴脾胃所致。人如果脾胃湿热就会出现脘腹痞满、体倦身重、大便溏泄、身热口苦、渴不多饮、尿少而黄等症状。

有脾胃湿热的患者宜吃清热利湿的食物，如薏米、红豆、荷叶、苦瓜、黄瓜、芹菜等。

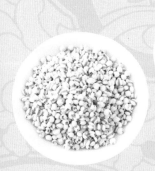
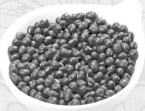
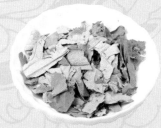

Part 5 调养脾胃，"调"走这些常见病

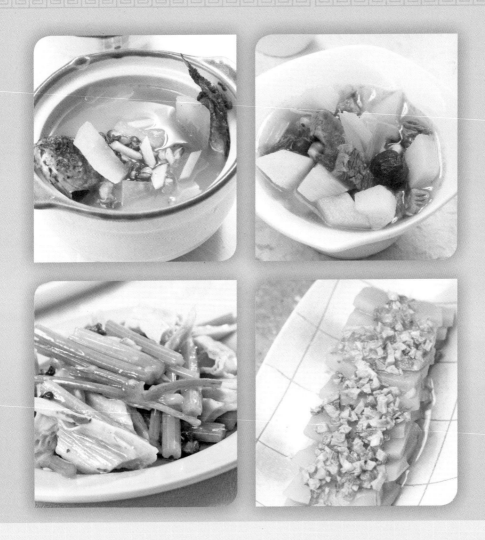

口腔溃疡也要补脾胃

什么是口腔溃疡

口腔溃疡，即平常我们所说的"口腔上火"或"口疮"，指的是口腔内的黏膜表皮细胞因种种原因而发生上皮层破坏、脱落，暴露出下面的黏膜下层或结缔组织层。口腔溃疡多发于下唇、颊内、舌头边缘等。

口腔溃疡是怎么发生的

口腔溃疡多在人体的应激状态或身体衰弱时发生，如感冒之初、熬夜之后或女性处于经期时。此外，饮食过于辛辣、消化不良、便秘等也和口腔溃疡有关系。

既要清心火，也要补脾胃

从中医的角度来说，口腔溃疡属于"口疮""口糜"范畴。中医认为，口疮虽生于口，但与内脏有密切关系。《圣济总录·口齿门》就曾讲："口疮者，由心脾有热，气冲上焦，重发口舌，故作疮也。"所以，降心火、解脾热是治疗口疮的关键。

预防口腔溃疡的饮食注意事项

应注意保持口腔清洁，常用淡盐水漱口，戒除烟酒，生活起居有规律，保证充足的睡眠；坚持体育锻炼，饮食清淡，多吃蔬菜水果，少食辛辣、厚味的刺激性食品，保持大便通畅；女性朋友经期前后要注意休息，保持心情愉快，避免过度疲劳，饮食要清淡，多吃水果、新鲜蔬菜等，这些都可以减少口腔溃疡的发生概率。

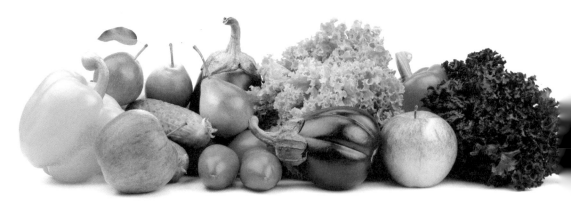

新鲜的蔬菜和水果中富含维生素、矿物质等，可帮助清理肠道，清新口气。

食｜谱｜推｜荐

萝卜鲜藕饮
缓解口腔溃疡

材料 生萝卜2个，鲜藕500克，蜂蜜适量。

做法 将生萝卜和鲜藕用清水洗净，不用去皮，放在榨汁机内榨成汁，加入蜂蜜拌匀即可。

食疗方法

含漱2~3分钟后咽下。每天数次，连用3日，口疮即愈。

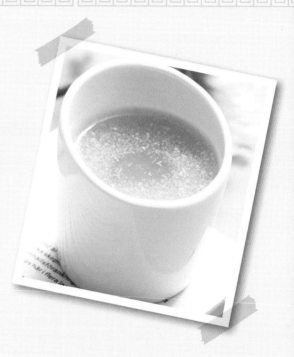

荸荠冰糖藕羹
避免口腔溃疡反复发作

材料 荸荠200克，莲藕150克，冰糖适量。

做法
1. 荸荠洗净去皮；莲藕洗净，切小块。
2. 将荸荠和藕块放入蒸碗中，加适量清水，大火蒸20分钟，再加入冰糖蒸10分钟，出锅即可。

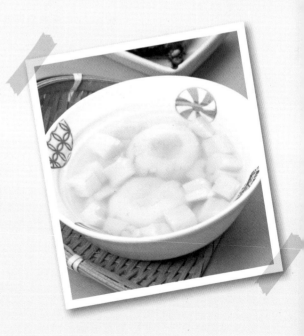

口臭多是脾胃上火引起的

为什么口臭是脾胃上火引起的

中医认为，人体脏腑功能好，则体现为体质强壮、神清气爽、口舌生香等。一般情况下，口臭是因为脾胃上火所致，而脾胃上火往往跟饮食有关，比如胡吃海塞、吃太多辛辣油腻食物等，这些食物不好消化，淤积在胃部就变成了毒素，毒素会产生异味，返上来就形成了口臭。

有了口臭怎么办

注意口腔卫生，勤刷牙固然重要，偶尔也可以嚼两片口香糖，但这些并不能从根本上消除口臭。只有针对口臭形成的原因——胃火过旺，通过降胃火才能彻底消除口臭。

特效食材

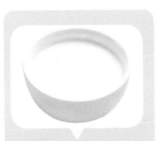

酸奶

每天坚持喝酸奶可以降低口腔中的硫化氢含量，因为这种物质正是口腔异味的罪魁祸首。

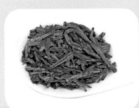

茶叶

嚼泡过的茶叶可以去口臭。因为茶叶味苦、甘，能清热解毒、消食生津，《本草纲目》称"饮食后浓茶漱口，既去烦腻而脾胃不知"。

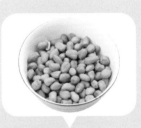

花生米

花生对改善口臭具有立竿见影的奇效。有口臭的人嚼食生花生，口臭马上得到改善。这是因为花生含有140多种天然芳香物质。现代医学研究表明，花生中的 β-谷固醇可抑制口腔细菌的生长，并具有一定的抗癌作用。

食 | 谱 | 推 | 荐

老丝瓜汤
清热解毒、凉血除臭

材料 鲜老丝瓜1根,盐少量。

做法

老丝瓜洗净,连皮切段,加水煎煮,半小时后放少许盐,再煮半小时即成。

食疗方法

日服2次,连续7天。

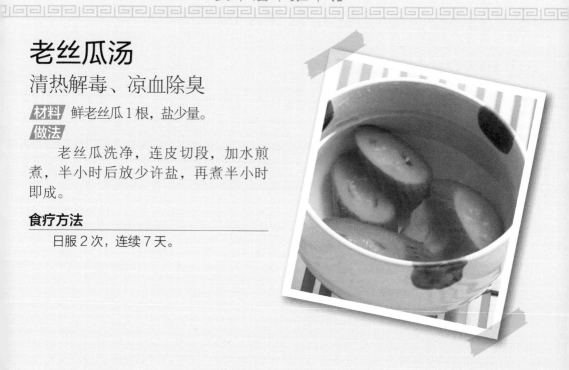

蜂蜜柚子茶
祛火消食

材料 柚子500克,蜂蜜200毫升,冰糖适量。

做法

1. 柚子洗净,取柚子皮,去掉白色的柚子瓤,留取最外层的柚子皮,切成细丝;把柚子果肉剥出,用勺子捣碎。

2. 将柚子肉、柚子皮、冰糖放在锅里,加适量清水,大火煮沸后转小火慢炖,直至汤汁变黏稠,柚子皮呈金黄色时关火,晾凉后加蜂蜜拌匀,装在玻璃罐里,放进冰箱冷藏1周就可以了。

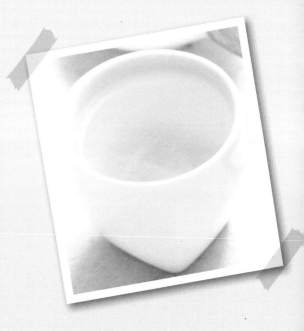

青春痘可能与脾湿有关

青春痘并非青少年的专利

青春痘又叫痤疮，是最常见的毛囊皮脂腺的慢性炎症性皮肤病，因皮脂腺管与毛孔堵塞，皮脂外流不畅所致。过去，青少年由于皮脂分泌旺盛，是青春痘的高发人群。而现在随着生活压力加大，生活环境的污染引发内分泌失调，致使越来越多的成年人也开始长痘痘了。

青春痘是脾湿导致的

中医认为，脾是主运化的，如果脾的运化功能受损，水湿就会驻留在体内，时间长了又形成湿热，如果湿热在皮下，就会生湿疹或疔疮，也就是痤疮、青春痘。

是什么导致脾湿

生活习惯不好，比如经常吃油腻、辛辣、煎烤和油炸等食物，脾的负担就会加重，天长日久，就会导致脾湿；另外，长期的情绪压抑和潮湿的环境也会导致脾湿。

特效食材

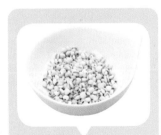

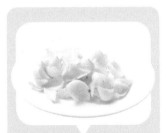

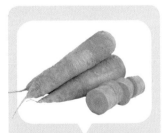

薏米

性凉，味甘、淡，具有利水渗湿、清热排毒之功效，为治疗面部扁平疣、痤疮、黄褐斑等问题的首选药物。

百合

百合性微寒，味甘，有润肺止咳、清心安神之功效，对痈肿、湿疮有治疗效果。

胡萝卜

胡萝卜富含维生素A，维生素A可促进上皮细胞的增长，调节皮肤汗腺功能，能消除粉刺，减少酸性代谢产物对表皮的侵蚀。

食 | 谱 | 推 | 荐

薏米百合粥
利水渗湿、清热排脓

材料 薏米100克，百合30克，蜂蜜适量。

做法

1. 先将薏米和百合泡3～4小时。
2. 将薏米和百合放入锅中，加适量清水，煮至薏米烂熟就可以把火关上。
3. 等薏米百合粥变成温热后，放入适量蜂蜜即可。

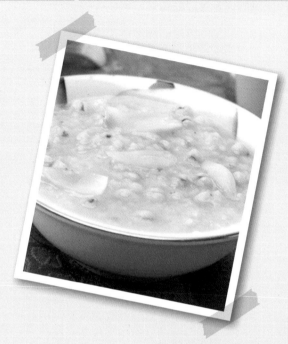

土茯苓煲猪骨汤
清热解毒、健脾祛湿

材料 土茯苓10克，猪脊骨250克，陈皮、姜片、料酒、盐各适量。

做法

1. 猪脊骨洗净，剁块，用沸水焯一下，捞出用清水洗净。
2. 药店买现成的土茯苓片，洗净备用；陈皮泡软洗净。
3. 将猪脊骨、土茯苓、陈皮和姜片一起放入砂锅内，加适量清水，以没过食材为准，大火煮沸后，放入适量料酒，改小火慢煲3小时，加盐调味即可。

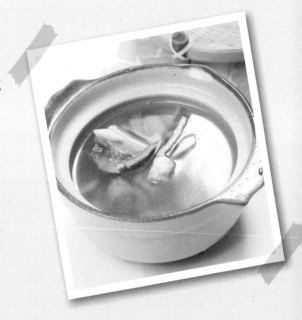

常流口水要注意脾胃的保健

常流口水是因为脾胃虚弱

中医认为脾主肌肉开窍于口，成年人睡觉流口水与脾虚有关。脾虚运化失常，五脏六腑和四肢百骸就得不到濡养，肌肉弹力不足，容易松弛，口水就容易流出。

常流口水的人要养好脾胃

宜吃的食物： 薏米、山药、栗子、扁豆、红枣、香菇等。

忌吃的食物： 苦瓜、冬瓜、西瓜、香蕉、苋菜、萝卜等。

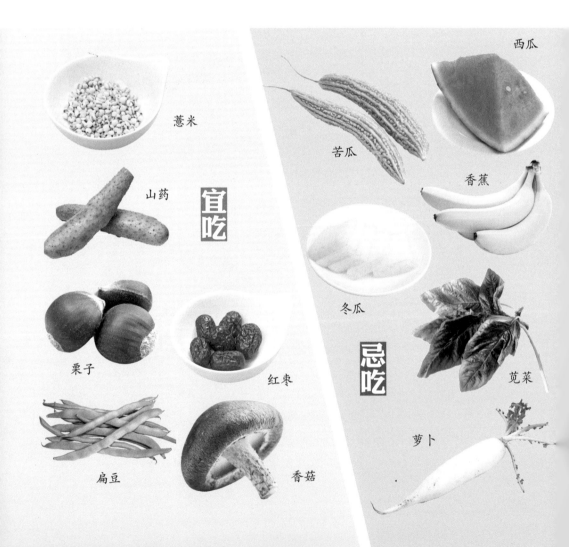

宜吃

薏米
山药
栗子
红枣
扁豆
香菇

忌吃

西瓜
苦瓜
香蕉
冬瓜
苋菜
萝卜

荷香小米蒸红薯
健脾胃、清肠道

材料 小米 80 克，红薯 250 克，荷叶 1 张。

做法

1. 红薯去皮，洗净，切条；小米洗净，浸泡 30 分钟；荷叶洗净，铺在蒸屉上。
2. 将红薯条在小米中滚一下，沾满小米，排入蒸笼中。
3. 蒸笼上汽后，蒸 30 分钟即可。

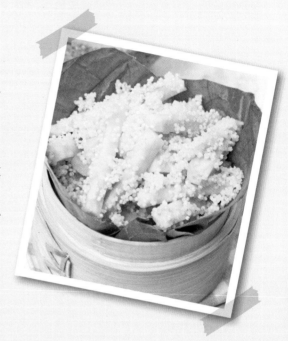

清蒸鲢鱼
健脾养胃

材料 净鲢鱼 1 条，香菜段 20 克，葱段、姜片、盐各 5 克，料酒 10 克，胡椒粉少许，植物油适量。

做法

1. 鲢鱼洗净，在鱼身上划几刀，用料酒、胡椒粉和盐腌渍 20 分钟，放在蒸盘上，在鱼身上摆好姜片和葱段。
2. 蒸锅置于火上，开锅后将鱼盘放入锅内，大火蒸 10 分钟后，将鱼取出，拿掉葱段和姜片。
3. 锅内倒入植物油烧热，将油均匀浇在鱼身上，撒上香菜段即可。

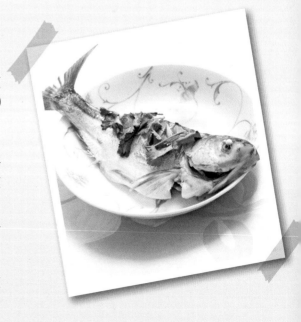

失眠多梦，需要补养脾胃

脾胃不和为什么会导致失眠

脾胃不和，脾的运化功能失调，水湿滞留在体内，体内便湿气旺盛，湿盛而化痰，痰热上扰心神，人便会失眠。脾胃不和导致的失眠，往往还伴有胸闷、腹胀、口苦、痰多等问题。

补充营养物质可改善睡眠

补钙：钙可以抑制脑神经的异常兴奋，富含钙的食物有牛奶、芝麻酱、蛋类、海藻类、小鱼、绿叶蔬菜、豆制品等。

补镁：镁是天然的放松剂和镇静剂。所有深色植物的叶绿素中都含有镁，未加工的谷类食物、香蕉、坚果、香菜、柠檬、葡萄、苹果、核桃中也富含镁。

补锌：缺锌可导致失眠。牡蛎、鲱鱼含锌量最高，瘦肉、奶制品、苹果、核桃及动物肝、肾含锌也较高。

补充色氨酸：色氨酸可以让人的精神放松、心情愉悦，从而引发睡意。富含色氨酸的食物有鱼类、蛋类、肉类、牛奶、酸奶、奶酪等。

小贴士

轻松按一按

对于由脾胃不和引起的失眠，可以选内庭穴以养脾胃。

内庭穴位于足背第2、第3趾之间，在趾蹼缘后方赤白肉际处，也就是第2、第3脚趾间接缝凹陷处。

每天坚持按摩3～5分钟。

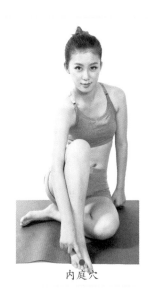

内庭穴

食│谱│推│荐

牛奶小米粥
助眠、安眠

材料 大米、小米各30克，脱脂牛奶
500毫升，白糖适量。

做法

1. 将大米、小米分别淘洗干净，大米浸
泡30分钟。
2. 锅置火上，倒入适量清水煮沸，分别
放入大米和小米，先以大火煮至米涨
开，倒入脱脂牛奶继续煮，再沸后，
转小火熬煮，并不停地搅拌，加白
糖，一直煮至米粒烂熟即可。

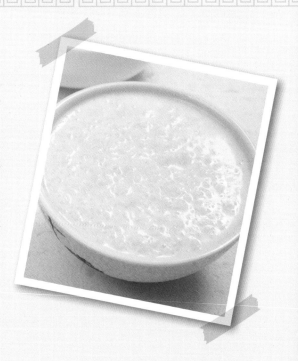

牡蛎煎蛋
补充锌、铜，助安眠

材料 去壳牡蛎50克，鸡蛋1个，葱花
5克，盐3克，花椒粉少许。

做法

1. 牡蛎洗净；鸡蛋洗净，磕入碗内，打
散，放入牡蛎、葱花、花椒粉、盐，
搅拌均匀。
2. 锅置火上，倒入适量植物油，待油烧
至六成热，淋入牡蛎鸡蛋液，煎至两
面呈金黄色，撒上葱花即可。

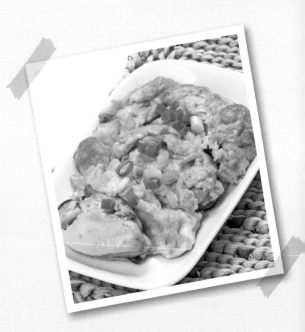

胖瘦也要由脾胃做主

怎么吃都瘦是怎么回事儿

生活中有很多人，饭量很大，可就是怎么吃都骨瘦如柴，其实这与脾胃虚弱、消化功能不好有关。脾胃不良，就无法很好地消化和吸收食物中的营养，导致身体缺乏营养，怎么吃都消瘦。

吃什么都胖是怎么回事儿

有些人吃什么都胖，喝凉水都会胖，其实这也是身体出现了问题，是脾胃功能失调的表现，脾主运化，当运化功能不好的时候，就不能把身体内的痰湿运化出去，这样，痰湿就会堆积体内，引起全身发胖。

体重多少才算正常

标准体重（千克）= 身高（厘米）–105

如果超过标准体重20%，属于肥胖型；如果低于标准体重20%，则属于消瘦型。

偏胖偏瘦的人的饮食原则

偏胖的人：适当节食，少吃高热量食物，多吃纤维含量高的食物，比如红薯、洋葱等，不仅能增强饱腹感，还能促进肠胃蠕动。

偏瘦的人：增加食物的种类，加强营养供应，吃容易消化的食物和富含脂肪、淀粉、碳水化合物的食物，比如肉类等，增加能量的供应。

肥胖者可以多吃的去湿食物

薏米：可健脾渗湿，防止身体出现水肿。

冬瓜：具有利尿、除湿、消肿的功效，还能够清除胃热。

消瘦者可多吃的健脾、助消化食物

山楂：山楂能够健脾开胃，有助于治疗食欲不振和消化不良，长久食用，可以促进食欲，从而达到增肥增重的效果。

苹果：苹果含有鞣酸和有机碱，能够调和脾胃功能，缓解和治疗腹泻。此外，苹果中含有丰富的纤维素，可以养胃润肠，起到促进排便的效果。

食 | 谱 | 推 | 荐

胡萝卜烩木耳
清肠去脂

材料 胡萝卜片200克，水发木耳50克，姜末、葱末、盐、白糖、生抽、植物油各适量。

做法

1. 锅置火上，倒油烧至六成热，放入姜末、葱末爆香，下胡萝卜片和木耳翻炒。
2. 加入料酒、生抽、盐、白糖，翻炒至熟即可。

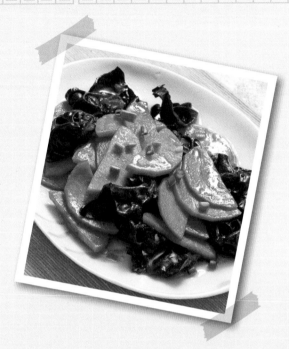

苦瓜番茄玉米汤
减肥消食

材料 苦瓜100克，番茄50克，玉米半根，盐、鸡精适量。

做法

1. 苦瓜洗净，去瓤，切段；番茄洗净，切大片；玉米洗净，切小段。
2. 将玉米、苦瓜放入锅中，加适量水没过材料，大火煮沸后改小火炖10分钟后，加入番茄片继续炖，待玉米完全煮软后，加盐和鸡精调味即可。

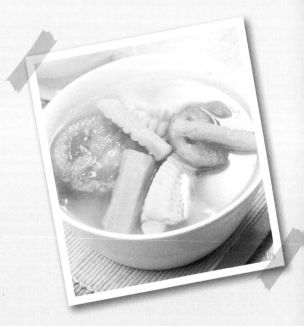

肌无力多是脾胃惹的祸

肌无力与脾胃的关系

生活中有这样一种人，时常感觉肢体软弱无力，干任何事情也提不起精神，懒惰倦怠；并且上述症状会在白天较重晚上较轻，活动后加重，休息后则会减轻；有些人还会伴有脸部肌肉枯萎瘦削，面色虚浮无光的现象。

其实这与脾胃虚损有关。脾主运化水谷，统血，主肌肉、四肢，是肌肉气血的源头；胃是肌肉营养物质的源头。脾胃虚损，则对肌肉提供的营养就会不足，肌肉缺乏营养，就会出现肌无力的症状。因此，调节肌无力要从调理脾胃做起。

肌无力人的饮食原则

1.吃东西要有规律，不能过饥或过饱，要营养搭配合理，不能偏食，多食温补的食物，如生姜、莲藕、番茄、土豆、栗子、核桃仁、花生等。

2.多喝温度适宜的温水（37～45℃为最佳）或少量温饮料，多喝汤类。温水在人体内能最快地带动人体的血液循环，有助于吸收与排泄。

3.应少食寒凉的食物，如芥菜、苦瓜、海带、紫菜等；少喝冷饮，以免损伤脾胃。

4.忌食羊肉、狗肉、辣椒、茶叶、咖啡、生冷、辛辣性食物及烟酒等刺激性食物，以免加重脾胃的负担，造成消化不良，引起恶性循环。

肌无力者可多吃甘味食物

山药：山药味甘，性平，其中含有的淀粉酶、多酚氧化酶等成分，可以改善脾胃的消化和吸收功能，经常食用可以增强食欲，从而改善肌肉因营养物质不足而引起的肌无力。

葡萄：葡萄的主要成分是葡萄糖，容易被人体直接吸收，所以非常适合于脾胃虚弱、咳喘、胃痛、贫血、肌无力病人；还含有前花青素，是天然的自由基清除剂，能清除肝、肠、胃、肾内的垃圾，预防多种消化系统疾病。

红枣：红枣含有大量的碳水化合物，并含有大量的维生素C、核黄素、胡萝卜素、烟酸等多种维生素，具有较强的补养作用。坚持每日吃三五枚红枣，或与党参、白术共用，可改善脾胃虚弱、腹泻、倦怠无力的症状。

食 | 谱 | 推 | 荐

牛肉山药枸杞汤

健脾补肺

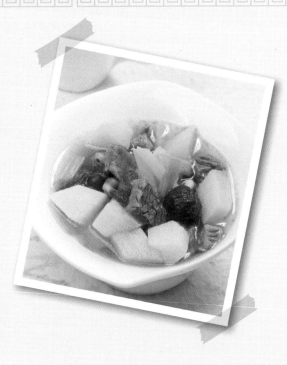

材料 牛肉 200 克，山药 100 克，枸杞子、桂圆肉各 10 克，芡实 50 克，葱段、姜片、盐、鸡精、料酒各适量。

做法

1. 牛肉洗净，切块，入水中余烫去血水，捞出沥干；山药洗净，去皮，切块；芡实、枸杞子、桂圆肉洗净。
2. 砂锅中放入适量水，将牛肉、芡实、山药、葱段、姜片一起放入锅中，再倒入适量料酒，大火煮沸后改小火慢煲，2 小时后放入枸杞子、桂圆肉，小火煲 30 分钟后，再用盐、鸡精调味即可。

南瓜红枣燕麦粥

补脾虚、增力量

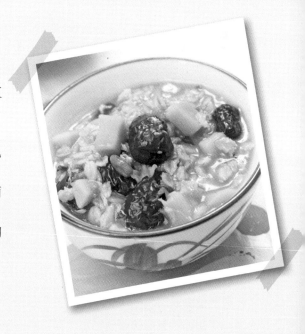

材料 南瓜 400 克，燕麦片 50 克，红枣 6 个，枸杞子 10 克。

做法

1. 将南瓜去皮后切片或者切成 1 厘米见方的小块；红枣、枸杞子洗净备用。
2. 砂锅中放入适量的水，倒入切好的南瓜，煮开后再煮 20 分钟左右。
3. 放入燕麦、红枣、枸杞子，将其拌匀后再煮 10 分钟左右即可。

双腿肿胀，健脾运湿刻不容缓

双腿肿胀跟体内湿气过多有关

双腿肿胀指用手按腿部的肌肉会凹下，关节处屈伸不利，用力伸展还会产生酸痛感。其实，这都与体内湿气有关。体内湿气过多就会导致水分过多存留，再加上人体腿部运动也会代谢产生许多水分、无机盐，因此，就会出现双腿肿胀的现象。

体内湿气过多会导致脾胃的运化功能失常

中医学认为，湿为阴邪，湿性黏滞。"黏"即黏腻，"滞"即停滞。因此，湿邪很容易阻遏气机，阻碍体内气的运行。脾是主管气血运行的，脾最怕湿邪，湿邪很容易损伤脾之阳气，造成脾的运化功能失常，如果脾的运化不好，消化吸收就不好，就会出现不爱吃东西、胸闷想吐、大便稀溏，甚至水肿等症状。这样反过来就会损伤胃，胃的功能减弱，所提供的营养就会减少，这样，脾运化的气、血同样也会减少，慢慢脾的运化功能就更会减弱。

双腿肿胀的人的饮食原则

1.忌暴饮暴食，忌喝冷饮，忌吃凉性食物，如莴笋、茄子等，以免造成营养和血液的输送减慢。

2.适当多吃温热性食物，如大蒜、生姜、胡椒、辣椒等，这些食物可以充分温热身体，促进血液循环，达到发汗、排除体内湿气的作用。

3.多食用富含维生素E的食物，如杏仁、沙丁鱼、鳗鱼、萝卜叶、橄榄油、茼蒿、菠菜、芝麻等，维生素E能促进血液循环、消除肿胀。

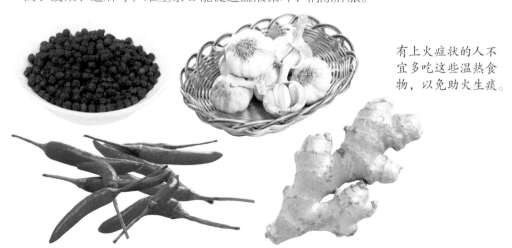

有上火症状的人不宜多吃这些温热食物，以免助火生痰。

食 | 谱 | 推 | 荐

冬瓜薏米粥
利水消肿、健脾祛湿

材料 鲜冬瓜 100 克，薏米、糯米各 30 克。

做法
1. 冬瓜去子、去皮，洗净并切小丁；薏米和糯米分别淘洗干净，用水浸泡 4 小时。
2. 锅置火上，倒入适量清水烧开，放入薏米、糯米大火煮沸，用小火煮 25 分钟，加冬瓜丁煮至熟即可。

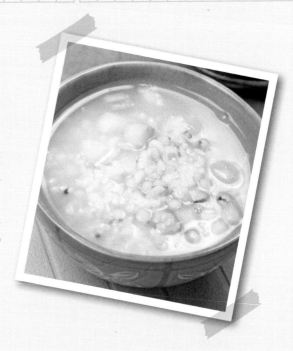

冬瓜红豆鲫鱼汤
健脾祛湿、消肿解毒

材料 红豆 50 克，冬瓜 200 克，鲫鱼 1 条，姜片、盐、植物油各适量。

做法
1. 红豆洗净，用冷水浸泡 2 小时以上；冬瓜洗净，去皮切片。
2. 鲫鱼收拾干净。锅中放少量油，待油热后开小火，将鲫鱼放进锅中微煎，煎至两面微黄即可。
3. 将煎好的鲫鱼和红豆、冬瓜、姜片一起放入砂锅，放适量清水，以没过材料为准。小火炖 2 小时，加入盐调味即可。

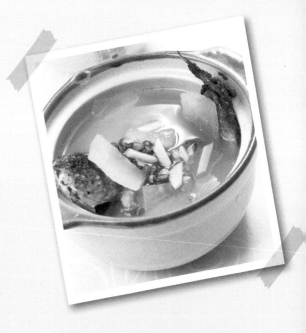

腹泻腹痛先补脾胃

腹痛的定义

腹痛俗称"肚子痛"，但是这里的"肚子痛"所包括的范围很广，不是通常人们所理解只包括胃、肠、肝、胆、胰，它还包括腹腔里的所有器官、组织以及腹壁的肌肉出了问题而引起的"肚子痛"。

腹痛的疼痛性质

胀痛：常与气相伴，胃或肠里有很多空气感觉很胀，多为机能性肠胃障碍。

刺痛：好像用针刺般地疼痛，多为消化性溃疡。

烧灼痛：往往是胃酸多，像胃里有团火在燃烧。多为消化性溃疡或其前兆。

隐痛：轻微疼痛，多为胃炎、胃及十二指肠溃疡。

剧痛：是指痛到令人受不了的程度，不排除胃或十二指肠穿孔。

腹泻的定义

指排便次数增多，大便性状改变（粪质稀薄，或带有黏液、脓血或未消化的食物）。按起病缓急及病程长短分为急性腹泻和慢性腹泻两种。

腹泻的发病标准

正常人排便次数 2 ~ 3 次 / 日或 1 次 /2 ~ 3 天不等，粪重 100 ~ 200 克，但排便的含水量 60% ~ 70%（＜ 200 毫升），成型，不含异常成分。

腹泻：患者不仅在排便次数上超过了原有的习惯频率，而且粪便的容量和重量也增加了，并且常含有异常成分。

腹痛腹泻是脾胃发出的求救信号

从腹痛的疼痛性质上可以看出，很多腹痛都与胃病或是胃功能异常有关。而腹泻多由进食生冷不洁之物或兼受寒湿暑热之邪所致。脾是主管运化的，胃消化的食物越少，脾转化的营养物质就会越少，脾的运化功能相对也就虚弱了。所以，如果发生了腹痛或者是腹泻，这说明脾胃需要调养了。

食 | 谱 | 推 | 荐

栗子炖乌鸡
健脾养胃、止泄泻

材料 净乌鸡500克，栗子100克，葱
段、姜片、盐、香油各适量。

做法
1. 净乌鸡洗净，剁块，入沸水中焯烫，
   捞出；栗子洗净，去壳，取出栗子仁。
2. 砂锅内放入乌鸡块、栗子仁，加温水
   （以没过鸡块和栗子仁为宜）置火上，
   加葱段、姜片大火煮沸，转小火煮45
   分钟，用盐和香油调味即可。

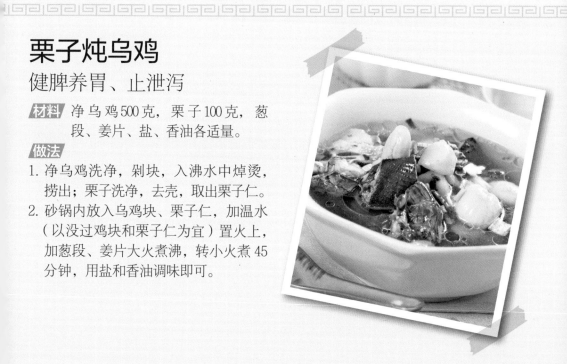

荔枝红豆粥
适用于脾虚型腹泻

材料 红豆60克，大米40克，荔枝
50克，白糖5克。

做法
1. 红豆洗净，用水浸泡4小时；大米淘
   洗干净，用水浸泡30分钟；荔枝去
   皮，去核。
2. 锅置火上，倒入适量清水煮沸，放入
   红豆，用大火煮沸后改用小火熬煮，
   加入大米煮至软烂，再加入荔枝略
   煮，放入白糖调味即可。

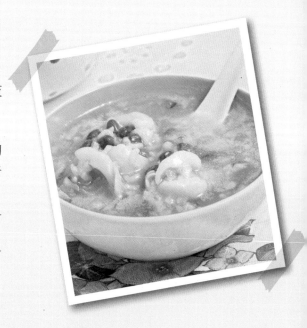

哮喘可能源于脾胃功能失调

哮喘的根源是痰

"哮"是一种发作性的痰鸣声喘疾患，以呼吸急促、喉间有哮鸣音为主症；"喘"是指吸气节奏加快，就像是我们跑完步后呼呼带喘那种感觉，哮和喘同时发作，合称为哮喘。中医认为，哮喘有"宿根"，这个"宿根"就是痰。哮喘的病因以痰为主，为宿痰内伏于肺，遇到外感因素就会被诱发。

痰是由于脾胃功能失调而产生的

《医宗必读》载"脾土虚弱，清者难升，浊者难降，留中滞隔，凝聚为痰"。

因此，痰是由于我们平时饮食不注意节制，过咸或者是经常酗酒，损伤了脾胃，脾虚运化水谷精微的功能失职，则水湿内生，湿聚就成了痰。因此在治疗哮喘时，不仅应该注意固本，培补身体的元气，防止疾病复发，更应侧重健脾，帮助提高其运化能力，以消除痰浊内生的根源。

哮喘患者的饮食原则

1.过敏性体质者宜少食蛋白类食物，一旦发现某种食物确实可诱发支气管哮喘发病，应避免进食，宜多食植物性大豆蛋白，如豆类及豆制品等。

2.饮食要保证各种营养素的充足和平衡，特别应增加抗氧化营养素如 β - 胡萝卜素、维生素 C、维生素 E 及微量元素硒等。

3.经常吃食用菌类能调节免疫功能，如香菇、蘑菇含香菇多糖、蘑菇多糖，可以增强人体抵抗力，减少哮喘的发作。

经常食用一些菌菇，能增强哮喘患者的
免疫功能，从而预防呼吸道感染。

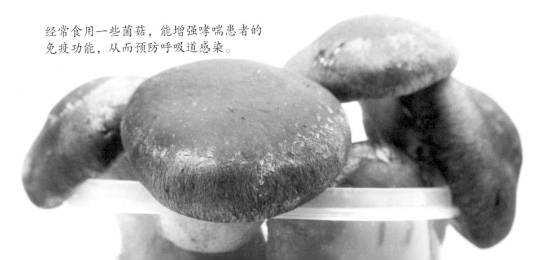

食 | 谱 | 推 | 荐

肉末番茄豆腐
增强抵抗力

材料 南豆腐100克，猪瘦肉25克，番茄20克，蒜泥、葱花各5克，盐2克，水淀粉适量。

做法

1. 豆腐焯一下，切丁；番茄用热水烫一下，去皮切丁；猪瘦肉洗净，切末。
2. 锅中放适量油烧热，下肉末翻炒至变色。
3. 锅中留底油，放入葱、蒜爆香，再放入番茄丁炒成酱状，然后下肉末、豆腐和盐，略炖一炖，再用水淀粉勾芡即可。

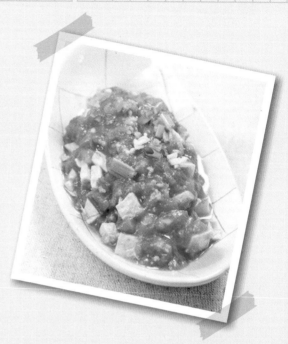

炒双菇
增食欲、强身体

材料 水发香菇150克，草菇150克，姜丝、盐、味精、酱油、料酒、白糖、水淀粉、香油、植物油各适量。

做法

1. 水发香菇洗净，切薄片；草菇洗净，切片，待用。
2. 炒锅置火上，倒油烧至六成热时，放入姜丝煸香。
3. 放入香菇、草菇煸炒，调入盐、白糖、酱油、料酒及适量清水继续翻炒。
4. 待香菇入味时，调入味精，用水淀粉勾芡，淋入香油即可。

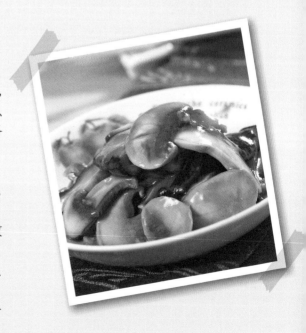

感冒痰多，脾胃脱不了干系

吃的不对，就易感冒

你的身边会有这样一些人，他们经常感冒，并且感冒时间会比较长，而且总反复。其实，这是由于这些人的脾胃功能弱，自身不能产生足够的抗体或免疫力去战胜病毒。

痰多是"吃"出了问题

生活中经常还会有这样的经验，如果一段时间不注意节制饮食，贪食油腻、过甜、刺激的食物，那么就会感觉喉咙干涩、嗓子里有痰。这是由于脾胃不适，导致脾运化、胃转化水谷精微营养物质的功能失职，则水湿内生，湿聚则就会成痰。

脾胃虚弱型感冒

此类型感冒发病后恶寒重、发热轻，体温一般在38℃以下，骨节酸楚、肌肉疼痛、鼻塞流涕、疲倦无力、纳呆腹胀。这多因患者平时饮食不节、劳倦过度，以致损伤脾阳，脾湿则胃寒，脾胃气虚则会导致此病的发生。

脾胃虚弱型感冒患者的饮食原则

1. 选择容易消化的食物如菜汤、稀粥、蛋汤、蛋羹、牛奶等。

2. 菜类的选择宜清淡少油腻，既满足营养的需要，又能增进食欲。

3. 保证水分的供给，可多喝酸性果汁如山楂汁、猕猴桃汁、红枣汁、鲜橙汁、西瓜汁等以促进胃液分泌，增进食欲。

4. 饮食宜少量多餐。可多食半流质饮食，如面片汤、清鸡汤龙须面、小馄饨，多食含维生素C、维生素E的食物，如番茄、苹果、葡萄、红枣、草莓、橘子、西瓜及牛奶、鸡蛋等，预防感冒的发生。

痰多患者的饮食原则

痰多患者应补充足够的蛋白质，如瘦肉、鸡蛋、牛奶、大豆及豆制品，但应少吃虾、蟹、咸鱼、牛奶等食物，以防过敏。同时，还要注意多吃富含维生素和矿物质的食物，以增强抵抗力。

食|谱|推|荐

生姜蒸瓜条
辅助治疗风寒感冒

材料 生姜20克，冬瓜300克，葱、植物油、盐各适量。

做法

1. 葱、生姜切细丝；冬瓜去皮、瓤，切成3厘米长条。
2. 将葱丝、姜丝、瓜条、植物油、盐拌在一起装盘，大火蒸25分钟即可。

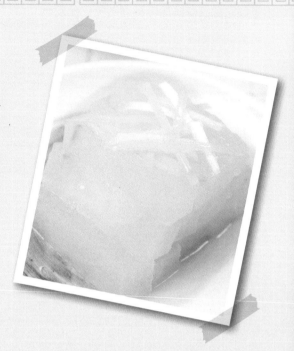

蒜蓉蒸南瓜
提高呼吸道黏膜的抵抗力

材料 南瓜500克，蒜蓉20克，植物油、盐、鸡粉各适量。

做法

1. 南瓜去皮、瓤，洗净，切片，放在碟上。
2. 锅内加入适量植物油，烧热后加入蒜蓉，小火搅动蒜蓉至淡黄色，连油一起倒入碗中。
3. 碗中加入适量盐和鸡粉搅匀。
4. 将调好味的蒜蓉抹在南瓜片上。
5. 隔水蒸15分钟即可。

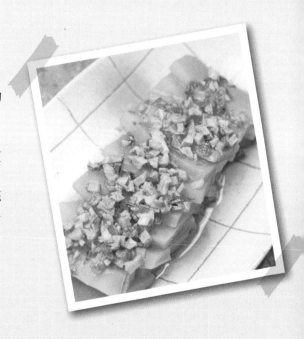

月经不调，调理脾胃很重要

什么是月经不调

月经不调是一种女性常见病，它表现为月经周期或出血量的异常，或是月经前、经期时出现腹痛等全身不适症状。

月经不调的主要症状

痛经： 月经期间合并下腹部严重疼痛。

经前期综合征： 少数妇女在月经前出现的一系列异常征象，如精神紧张、情绪不稳定、注意力不集中、烦躁易怒、抑郁、失眠、头痛、乳房胀痛等。

不规则子宫出血： 包括月经过多或持续时间过长。

闭经： 指从未来过月经或月经周期已建立后又停止3个周期以上。

调理脾胃对月经不调很重要

中医认为血是月经的主要成分，气是动力，肾气是产生月经的根源。脾肾气虚则冲任不固，血热迫血妄行，就会引起月经提前、量多；血虚或受寒则可致月经推后、量少。所以，在治疗月经不调时，可辨证采用健脾暖胃的食疗法，就能够起到很好的疗效。

月经不调的饮食原则

1.摄取优质蛋白质，如蛋类、瘦肉、奶制品、大豆及豆制品等。

2.饮食清淡，不要食用辛辣食物，特别是在经期中食用清淡的食物，有助于消化和吸收。不要吃辛辣刺激的食物，以免导致痛经或血量过多。

3.饮食宜温热，食用温热食物有助于血液运行通畅，而生冷寒性食物则不利于消化，还可能导致血液流通不畅，易使人出现月经不调、经血量少或者痛经等症状。

4.避免喝浓茶，浓茶含有大量咖啡因，对神经和心血管的刺激很大，容易使人焦躁不安并加重痛经。

食 | 谱 | 推 | 荐

益母草煮鸡蛋

缓解痛经

材料 益母草 20 克，鸡蛋 2 个。

做法

1. 先将益母草择去杂质，用清水洗净，用刀切成段，沥干水；鸡蛋洗净外壳。
2. 将益母草、鸡蛋放入锅内，加适量水同煮，大火煮 20 分钟至鸡蛋熟，把外壳剥去，再将鸡蛋放入汤中，小火继续煮 15~20 分钟即可。

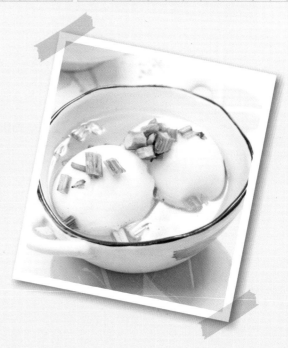

红枣木耳汤

补气养血

材料 红枣 15 枚，木耳 30 克，红糖适量。

做法

1. 将红枣洗净，去核；木耳用温水泡发，择洗干净，撕成小朵。
2. 将红枣、木耳放入锅中，加适量清水，小火炖煮 30 分钟，加入红糖即可。

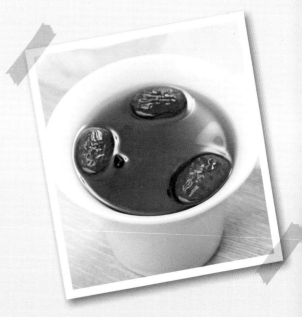

高血压病可从脾胃调

什么情况可诊断为高血压病

高血压病是体循环动脉血压高于正常值的一种临床综合征。按照世界卫生组织公布的血压标准，正常成年人的血压正常值应为收缩压 ≤ 140 mmHg，而舒张压 ≤ 90 mmHg，也就是说当收缩压 ≥ 140 mmHg，或舒张压 ≥ 90 mmHg，就可以称为高血压病。

高血压与脾胃的关系

摄入过多的肉类、动物油脂、动物内脏、蟹黄、巧克力、咖啡、油炸食品以及鸡蛋黄等，就可能导致脾胃失调、内热加重，从而造成患者性情急躁，动辄易怒，从而导致血压升高；另外，饮食过饱也是导致血压升高的常见因素。

食 | 谱 | 推 | 荐

木耳炒芹菜
辅助治疗高血压病

材料 芹菜200克，木耳30克，杜仲粉10克，姜片、葱段、蒜片、盐、植物油各适量。

做法

1. 木耳用温水泡发，择去没有泡开的部位，洗净撕成小朵；芹菜洗净，切成段。
2. 锅内放入适量油，待油烧至六成热时，放入姜片、葱段、蒜片炒香。然后放入芹菜翻炒片刻，再将木耳、杜仲粉倒入继续翻炒至芹菜断生，加适量盐调味即可。

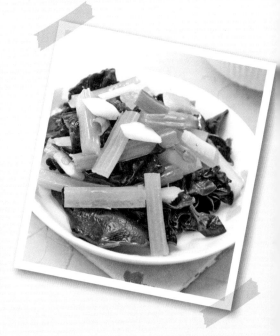

食│谱│推│荐

紫菜降压五味汤
降低胆固醇

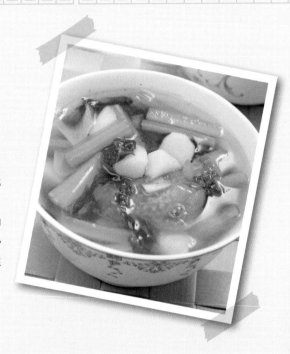

材料 紫菜、洋葱各50克，芹菜100克，番茄1个，荸荠10个，盐适量。

做法

1. 芹菜洗净，切段；番茄洗净，切片；荸荠洗净，切块；洋葱剥去外皮，洗净，切丝。

2. 将芹菜、番茄、荸荠、洋葱放入锅内，加入适量水，大火煮沸，再转小火煮约20分钟，然后将紫菜放入继续煮5分钟，加盐调味即可。

炝拌芹菜腐竹
排出钠盐，降低血压

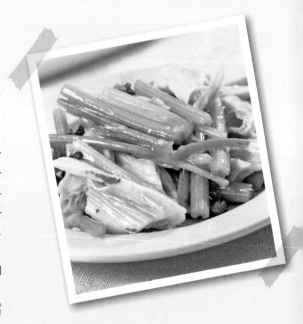

材料 芹菜250克，腐竹50克，花椒、盐、鸡精、植物油各适量。

做法

1. 腐竹泡发洗净，切菱形段，入沸水中焯30秒，捞出，晾凉，沥干水分；芹菜择洗干净，切菱形段，入沸水中焯透，捞出，晾凉，沥干水分；取盘，放入腐竹段、芹菜段、盐和鸡精拌匀。

2. 炒锅置火上，倒入适量植物油，待油烧至七成热，加花椒炒出香味，关火。

3. 将炒锅里面的油连同花椒一同淋在腐竹和芹菜段上拌匀均可。

高血脂也跟脾胃有关系

什么是高血脂

血脂，就是血液中的脂肪，包括胆固醇、磷脂和非游离脂肪酸等，在正常情况下，它们是血液中必不可少的成分，发挥着重要的生理功能。

但是人体内的脂肪代谢一旦发生紊乱，就会使血液中的一种或多种脂质成分异常增多，比如胆固醇、甘油三酯或者两种脂质都超标，引起一系列临床病理变化的病症，这就是我们通常所说的高脂血症。

高血脂的危害

如果血脂过多，就容易造成"血稠"，而且会沉积在血管壁上，逐渐形成斑块，并随着时间的推移增多、增大，继而堵塞血管，使血流速度变慢，严重时还会中断血流，引发心肌梗死、冠心病、脑出血、脂肪肝等一系列病症。

脾胃失调惹"脂"上身

现代人经常吃肥甘厚腻的食物，有不按时吃饭、暴饮暴食等不良生活习惯，再加上生活节奏过快，思虑过度，这样就伤及脾胃，使脾失健运，转化为痰浊，从而患上高脂血症。

特效食材

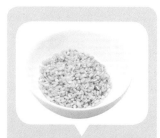

糙米
糙米富含膳食纤维，能与胆汁中胆固醇结合，促进胆固醇的排出，帮助降血脂。

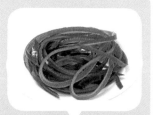

海带
海带含有大量的不饱和脂肪酸和膳食纤维，能清除附着在血管壁上的过多的胆固醇。

冬瓜
富含丙醇二酸，能抑制碳水化合物转化为脂肪，降低血液中的胆固醇、甘油三酯的含量。

食|谱|推|荐

蒸茄子

降低胆固醇

材料 圆茄子 300 克，大蒜 35 克，盐、味精、醋、香油各适量。

做法

1. 圆茄子洗净，切厚片；大蒜去皮，切末。
2. 将茄子片蒸 20 分钟，取出，冷藏。
3. 将大蒜末放茄子上，加盐、味精、醋调匀，滴上香油即可。

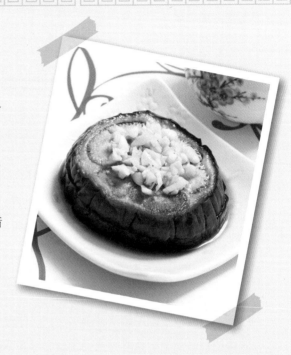

醋烹带鱼

预防高血压病和高脂血症

材料 净带鱼 300 克，姜末、蒜末、香菜段、花椒、醋、酱油、淀粉、料酒、鸡精、植物油各适量。

做法

1. 净带鱼洗净切段，放少许淀粉拌匀。
2. 锅内倒油烧热，将带鱼段放入锅中煎至表面金黄，捞起，控干油。
3. 锅内留少量油，待油热后，加花椒粒炒香，倒入香菜段、姜末、蒜末，烹入酱油、醋，加少许料酒。倒入煎好的带鱼段，翻炒两下，稍焖 2 分钟入味，加少许鸡精调味即可。

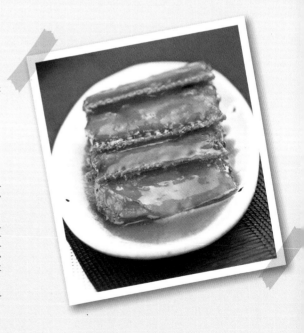

贫血，先补脾养胃

什么是贫血

贫血是指全身循环血液中红细胞总量少于正常值的一种疾病。贫血患者经常会出现心慌、头晕、面色苍白、失眠等症状。

贫血要先养胃补脾

因为脾为气血生化之源，只有把脾胃养好了，脾胃才能把吃进肚子的食物转化成人体所必需的血液。

贫血的膳食原则

1. 多吃富含铁质的食物，如动物肝、动物血、菠菜等。因为铁离子是合成血红蛋白的重要元素，补铁对贫血患者尤为重要。

2. 摄入充足的叶酸，叶酸是制造红细胞所必需的营养素，平时可以多吃一些谷类、深色蔬菜。柑橘类水果中含有丰富的叶酸，贫血患者尤其是有贫血征兆的孕妇更应该适量多食用一些，不仅能缓解贫血症状，还有助于胎儿的发育。

3. 多吃富含维生素 C 的食物，维生素 C 可以促进身体对铁元素的吸收，如新鲜蔬菜、水果等。

小贴士

轻松按一按

贫血患者可以按摩血海穴和三阴交穴。

血海穴在大腿内侧，髌底内侧端上 2 寸，在股四头肌内侧头的隆起处。可以用手指按揉血海穴，每次 3 分钟为宜。

三阴交穴位于小腿内侧，踝关节上 3 寸。可采取正坐姿势，小腿内侧踝尖上方 4 指宽的地方，胫骨内侧缘后方即是。用拇指按揉三阴交穴，每次按揉 20 分钟。

血海穴

食 | 谱 | 推 | 荐

花旗参乌鸡汤
补血又滋养

材料 乌鸡500克，花旗参、枸杞子各
10克，红枣5枚，盐适量。

做法

1. 乌鸡洗干净，放到沸水中烫一下，
   撇去浮沫，取出乌鸡，切块。
2. 将乌鸡块、花旗参、枸杞子、红枣
   同放入锅中，加适量水，大火烧开，
   小火炖1小时，炖好的汤加盐调味
   即可。

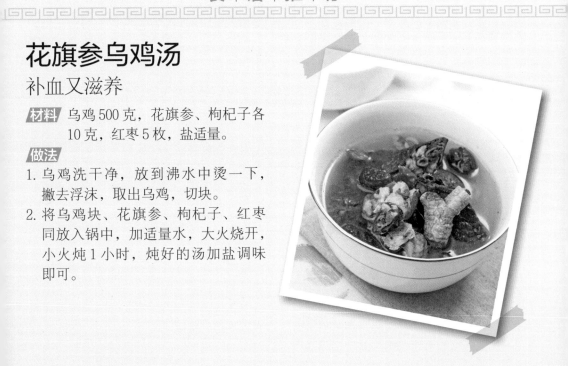

猪肝菠菜汤
养血安神

材料 猪肝200克，菠菜200克，淀粉、
香油、盐、酱油、味精各适量。

做法

1. 猪肝洗净，切片，用淀粉上浆；菠
   菜洗净，切段。
2. 锅内倒适量水烧开，放入猪肝，加适
   量酱油、盐烧开，再加入菠菜烧沸，
   加适量味精调味，淋上香油即可。

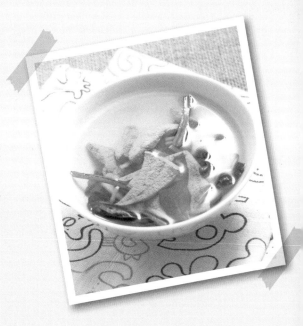

癌症常和脾胃有关

癌症大多都是脾胃不调

大多数癌症都是脾胃不调导致的，脾胃不调就会造成营养摄入不足或消化吸收不良，结果导致气血化生乏源、正气不足、免疫功能低下，从而容易导致癌症的发生，得了癌症的人病情进一步恶化，严重影响病人的生活质量和生存期。相反，脾胃功能好的人一般都很少患癌症，即使患了癌症，病情也相对稳定。所以为了预防和辅助治疗癌症就得养好脾胃。

正气足了，癌症就远了

癌症是正气不足而体内邪气正旺造成的。癌症的初期必有炎性反应，中期发展为肿块或硬块，晚期才成为坚硬的肿瘤。所以治疗癌症或抵御癌症的侵害，需要先从扶正而后祛邪下手，因为正气不足时，一味的祛邪只会使正气更加消耗。而扶正气很重要的一方面就是扶脾胃之气。

特效食材

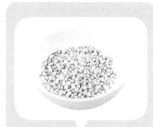

荞麦

荞麦性凉，味甘，能健胃、消积、止汗。现代医学认为，荞麦含有丰富的维生素E、可溶性膳食纤维、烟酸和芦丁，具有一定的抗癌作用。

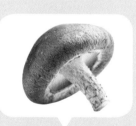

香菇

香菇性平，味甘，有益气补虚、利肝益胃、健体益智、降脂防癌之功效。

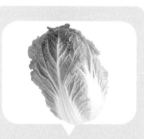

大白菜

大白菜有清热解毒、消肿止痛、调和脾胃等功效。大白菜中的硒能保护细胞膜，提高人体免疫力，亦可起到防癌作用。

食 | 谱 | 推 | 荐

荞麦粥
控制血脂平衡、有效抗癌

材料 荞麦 50 克，大米 25 克。

做法

1. 荞麦淘洗干净，浸泡 3 小时；大米淘洗干净，浸泡 30 分钟。
2. 锅置火上，加适量清水煮沸，放入荞麦、大米，用大火煮沸，转小火熬成稠粥即可。

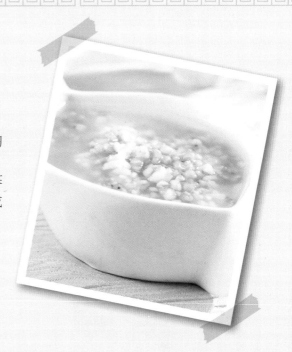

金边白菜
调脾胃、促排毒、抑制癌症发生

材料 白菜 400 克，干红辣椒 5 克，葱花、酱油各 10 克，白糖 8 克，醋 20 克，盐 4 克，水淀粉 15 克。

做法

1. 白菜洗净，切开；干红辣椒切长段。
2. 锅置火上，放油烧至七成热，煸香干红辣椒、葱花。
3. 放白菜片炒至稍软，继续翻炒到白菜片边缘略黄。
4. 放醋、酱油、盐、白糖调味，用水淀粉勾芡即可。

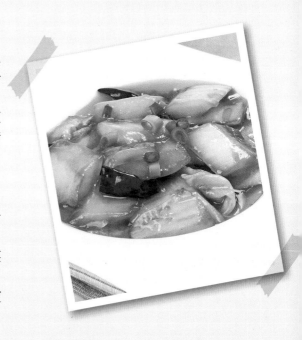

糖尿病与胃热有关

糖尿病的诊断范围

高血糖的诊断分为空腹血糖和餐后 2 小时血糖两个方面。正常人的空腹血糖正常范围是 3.9 ~ 6.1 毫摩尔 / 升（70 ~ 110 毫克 / 分升），高于 7.0 毫摩尔 / 升（126 毫克 / 分升）就被诊断为糖尿病；餐后 2 小时的血糖正常范围是 3.9 ~ 7.8 毫摩尔 / 升（70 ~ 140 毫克 / 分升），高于 11.1 毫摩尔 / 升（200 毫克 / 分升）就被诊断为糖尿病。

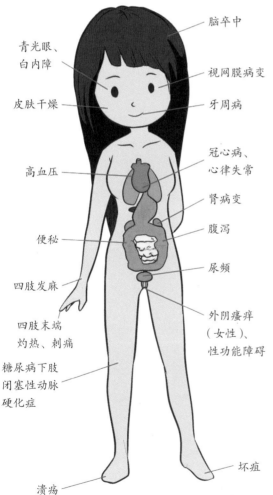

脑卒中

青光眼、白内障

视网膜病变

皮肤干燥

牙周病

冠心病、心律失常

高血压

肾病变

便秘

腹泻

尿频

四肢发麻

外阴瘙痒（女性）、性功能障碍

四肢末端灼热、刺痛

糖尿病下肢闭塞性动脉硬化症

坏疽

溃疡

糖尿病容易引发的慢性并发症

中医对糖尿病的认识

在中医看来，糖尿病属于消渴症的一种，消渴是我国传统医学的病名，是以多食、多饮、多尿、消瘦等主要特征的综合性病症，最早在《黄帝内经》中就有了记载。

"消渴"，也就是因渴而消瘦，有些病的症状就是"因渴而消"，比如甲亢、尿崩症等，所以消渴病并不能特指糖尿病，糖尿病只是消渴病的一种。

糖尿病跟胃热有关

如果长期过食甘美肥腻的食物，就会导致脾胃运化失职，也就是总吃肥腻、甘甜、辛辣的食物会损伤脾胃，它就不能正常工作了，导致食物在胃中积滞，蕴热化燥，伤阴耗津，最终导致胃热，胃热就容易使人烦热口渴、消谷善饥。

食 | 谱 | 推 | 荐

小米面发糕
健脾除湿、维持正常糖代谢

材料 小米面 100 克，黄豆面 50 克，酵母适量。

做法

1. 用 35℃左右的温水将酵母化开；小米面、黄豆面放盆内，加温水、酵母水和成较软的面团，饧发 20 分钟。
2. 将屉布用水浸湿铺在蒸笼上，放入面团，用手抹平，大火沸水蒸半小时至熟，制成发糕。
3. 蒸熟的发糕扣在案板上，晾凉，切成长方小块即可。

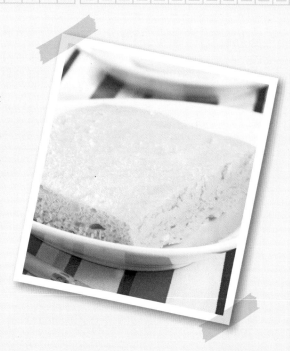

肉末南瓜
促进胰岛素分泌，延缓肠道对血糖的吸收

材料 南瓜 250 克，猪瘦肉 50 克，香葱段、葱花、盐、鸡精、植物油各适量。

做法

1. 南瓜去皮除子，洗净，切滚刀块；猪瘦肉洗净，剁成肉末。
2. 锅置火上，倒入植物油，待油烧至六成热，加葱花炒香，放入猪肉末滑熟。
3. 倒入南瓜块翻炒均匀，用盐和鸡精调料，再撒上想葱段即可。

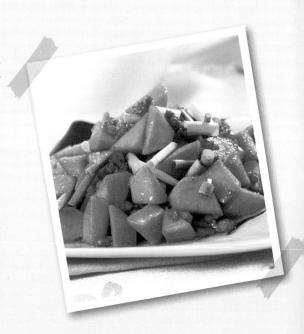

食 | 谱 | 推 | 荐

韭菜炒鳝鱼丝
有效控制血糖

材料 韭菜 300 克，活鳝鱼 200 克，蒜末、姜丝、鸡精、酱油、盐、植物油各适量。

做法

1. 鳝鱼宰杀好，去除内脏，冲洗干净，切丝；韭菜择洗干净，切段。
2. 炒锅置火上，倒入植物油，待油烧至五成热时，放入鳝鱼丝煸熟，加蒜末、姜丝、酱油炒香。
3. 放入韭菜段炒 3 分钟，用盐和鸡精调味即可。

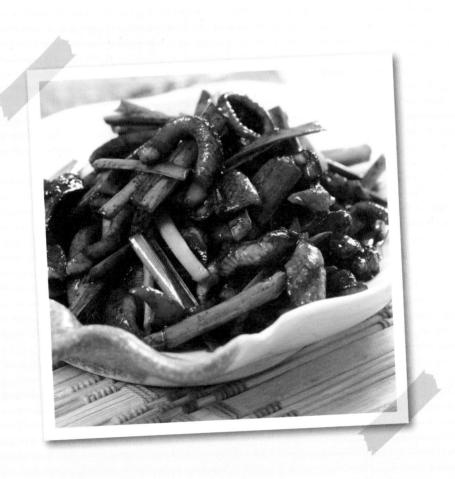

Part **6**

四季顺时
养脾胃

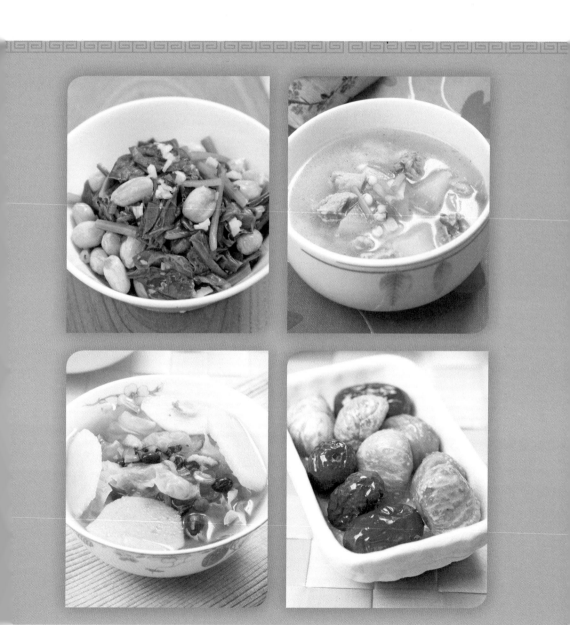

春季

春季肝功能旺盛

春天天气开始变得温暖，人体阳气生发，活动量增加，新陈代谢和血液循环加速，肝活动量也在增加，因此容易出现肝火旺盛的现象。而且春季是草木勃发、繁荣的季节，而肝五行属木，对应春季，是功能最旺盛的时期。

肝火伤脾

肝功能旺盛可能会导致肝失疏泄，引发肝火过旺的现象，而肝火往往会克制脾土，引起脾胃虚亏，所以春季容易出现食欲不振、消化不良、脾胃失调等病症。想要保证身体的健康和脏腑的协调，就需要调理肝脾，提高脾胃功能，以此来缓解和抑制肝火。

春季养脾胃的饮食原则

1.饮食要少酸多甘，因为甘味入脾，可以提高脾功能，有助于缓解肝阳上亢对脾胃造成的伤害。

2.平时要少吃油腻辛辣食物，防止助长肝火，伤害脾胃。最好多吃清淡、易消化的食物。

3.春季脾胃的消化吸收功能较弱，所以饮食一定要温热、软烂、清淡；生冷、坚硬、油腻、辛辣的食物都会加重胃肠负担，或对胃肠黏膜产生不良刺激，不利于脾胃的保健。

春季健脾胃饮食宜忌

宜

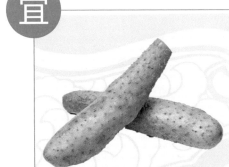

山药

山药性质滋润平和，能补益脾胃，生津益肺，补肾固精。对于平素脾胃虚弱、肺脾不足或脾肾两虚者，以及病后脾虚泄泻、虚劳咳嗽、遗精、带下、小便频数等患者非常适宜。

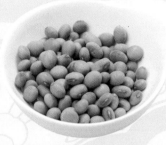

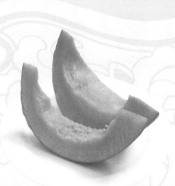

青豆

青豆味甘，性平，具有健脾养胃、宽中润燥的功效，此外春季肝火旺盛，还会引起内火，容易出现便秘，而青豆含有丰富的膳食纤维，能促进胃肠蠕动，防治便秘。

南瓜

南瓜性温，味甘，归脾、胃经，具有补中益气、健脾养胃的功效，南瓜中的果胶可吸收有毒物质，保护胃黏膜免受刺激，从而降低胃溃疡的发病率。此外，南瓜具有保肝排毒的功效，是理想的春季保肝养胃妙品。

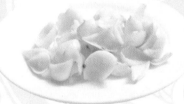

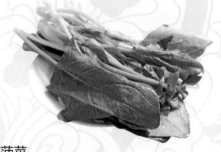

百合

百合性平，味甘、微苦，含蛋白质、脂肪、淀粉、维生素、矿物质等营养物质，具有滋补的功效，尤其是病后体虚的人，适合食用百合来提高脾胃功能。此外，春季是感冒咳嗽的高发季节，而百合能够润肺止咳，适宜食用。

菠菜

菠菜是春季的应时蔬菜，此时菠菜的营养最为丰富，具有舒肝养血、滋阴润燥、润肠养胃的功效，对于肝气不舒引起的胃病非常有效。

忌

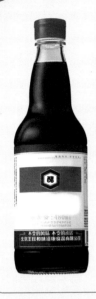

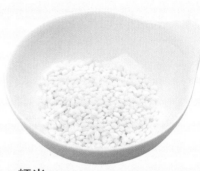

醋

醋原本是一种非常好的养肝护肝食物，因为酸味入肝。不过，春季肝火旺盛，醋不仅无法养肝护肝，反而会加重肝火，引起脾胃的进一步亏虚。

糯米

糯米虽然具有暖胃功效，还是温补的强壮品，但是春季消化能力偏弱，而糯米比较黏滞，不容易消化，会增加脾胃负担，从而导致消化不良。

食 | 谱 | 推 | 荐

花生菠菜
养肝、养脾胃

材料 菠菜300克，熟花生仁50克，盐、鸡精、香油各适量。

做法
1. 将洗净的菠菜放入沸水中焯30秒钟，捞出晾凉，沥干水分，切段。
2. 取盘，放入菠菜段、熟花生仁，用盐、鸡精和香油拌匀即可。

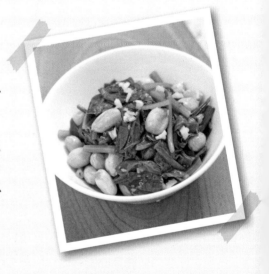

食|谱|推|荐

香菇油菜
养脾气

材料 油菜 150 克，香菇 10 克，盐、酱油、白糖、水淀粉、植物油、鸡精各适量。

做法

1. 油菜洗净，控水；香菇泡发，去蒂，挤干，切块。
2. 炒锅放油烧至五成热，放香菇快速翻炒，加盐、酱油、白糖炒熟，加水淀粉勾芡，再放入鸡精调味，最后放入油菜翻炒至熟即可。

温馨·小·贴士

泡香菇的水营养丰富，不要浪费了，做汤的时候可以加入调味，炒一些容易干锅的菜时也可以拿它来代替水。

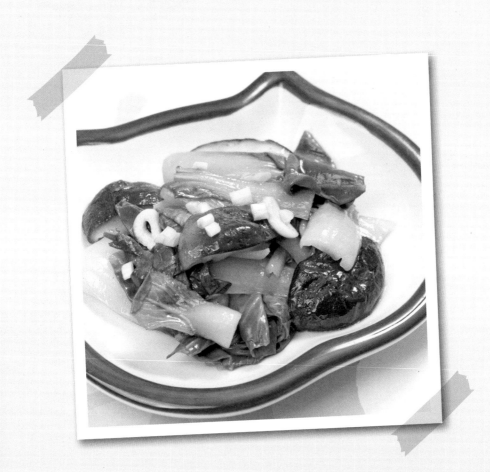

养|脾|胃|食|谱

红枣百合蒸南瓜
保肝排毒、提高免疫力

材料 南瓜 500 克，红枣 10 枚，鲜百合 1 个，蜂蜜 30 毫升。

做法

1. 南瓜去皮，除瓤和子，洗净切方块；红枣洗净；鲜百合分瓣，洗净。

2. 取平盘，摆上南瓜块，在南瓜块上放红枣和百合瓣。

3. 蒸锅置火上，倒入适量清水，放上蒸帘，放入装有南瓜块、红枣、百合瓣的盘子，大火烧开后小火蒸 30 分钟至南瓜块熟透，取出晾至温热，淋上蜂蜜即可。

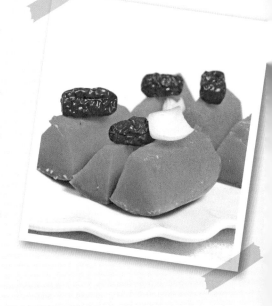

韭菜炒鸭肝
健脾养胃、养肝护肝

材料 卤鸭肝 100 克，韭菜 200 克，胡萝卜 50 克，胡椒粉、盐、植物油各适量。

做法

1. 将洗净的胡萝卜切长条；将择洗干净的韭菜切段；将卤鸭肝切片。

2. 炒锅置火上，倒油烧热，放入胡萝卜条和鸭肝翻炒，加入韭菜翻炒片刻，调入盐、胡椒粉略炒即可。

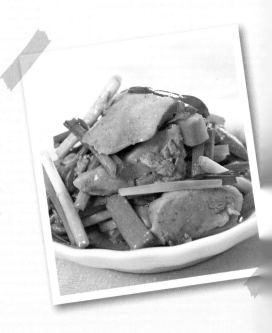

养|脾|胃|食|谱

香椿拌豆腐
调理肝脾、提高肝脏解毒能力

材料 豆腐200克，香椿100克，盐、香油各2克。

做法

1. 豆腐洗净，放沸水中焯烫，捞出，晾凉，搅碎，装盘；香椿洗净，放沸水中焯一下，捞出，立即放入凉开水中过凉，捞出沥干，切碎，放入豆腐中。
2. 在香椿、豆腐中加入盐、香油拌匀即可。

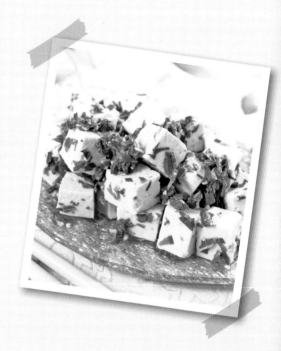

大麦牛肉粥
防治脾胃虚弱

材料 大麦仁150克，熟牛肉100克，面粉100克，胡椒粉、辣椒丝、葱末、姜丝、香油、牛肉汤、盐、醋各适量。

做法

1. 熟牛肉切成小块；大麦仁去杂质，洗净；面粉加水调成面粉糊。
2. 锅置火上，加牛肉汤和水，再放大麦仁，煮开后，把面粉糊倒入锅中，烧沸成麦仁面糊。
3. 另一锅中放熟牛肉块，加盐、醋，放入麦仁面糊，再加入胡椒粉、辣椒丝、葱末、姜丝、香油，将其烧沸即可。

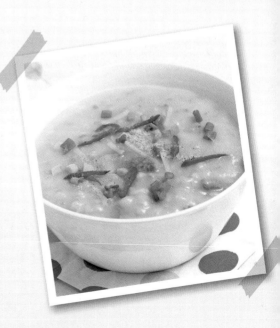

夏季

夏季暑热湿邪侵袭

夏季天气炎热，人容易浑身没劲、头晕脑涨、食欲下降，这都是由湿邪侵袭所致。

脾湿伤胃

脾喜燥恶湿，脾遇湿就会受伤，脾胃是相表里的，脾不好了，也会影响胃，所以就会出现没有胃口的情形，而且脾是主运化的，脾不能正常工作了，就不能把营养物质运送到大脑等重要器官，从而出现头晕、乏力的症状。

夏季养脾胃的饮食原则

1.宜吃苦味食物，因为苦味食物中所含的生物碱能有效地消暑清热、促进血液循环、舒张血管，比如苦瓜、苦菜等，可以增进食欲、健脾养胃。

2.不可贪凉，雪糕、冷饮等能消热解暑、止渴提神，但是过于贪凉会使胃黏膜血管收缩，胃液分泌减少，从而引起食欲下降和消化不良，久而久之就会伤及脾胃，对身体无益。

3.宜清淡，适当酸辣。清淡的食物能开胃，还能解暑，例如绿豆粥、荷叶粥等。酸和辣能开胃，而且能帮助消化、促进食欲。

夏季常喝绿豆汤或绿豆粥，
既可防暑又可利湿祛邪。

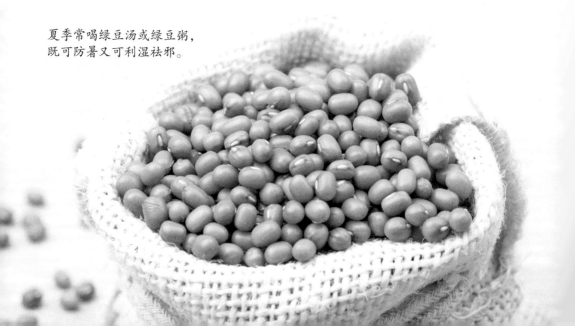

夏季健脾胃饮食宜忌

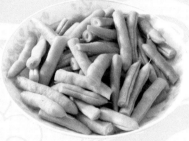

扁豆

扁豆中蛋白质和氨基酸的含量丰富，经常食用可增进食欲，健脾养胃；白扁豆味甘，入脾、胃经，是一味补脾、除湿而不燥烈的健脾化湿良药，对脾胃不和所致的呕吐、泄泻、体倦乏力等症有很好的食疗功效，夏季人容易疲乏，所以特别适合吃扁豆。

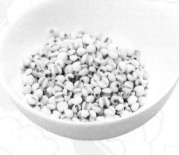

薏米

薏米富含优质蛋白质，有健脾益胃的功效；另外，薏米具有健脾利湿的功效，夏季容易脾湿，适合吃薏米。

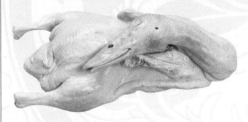

鸭肉

鸭肉性凉，具有养胃生津、清热健脾的功效，可用于治疗食欲不振、大便干燥等症；鸭肉中的蛋白质含量丰富，且易于被人体消化吸收，可有效改善营养不良、脾胃虚弱等症。

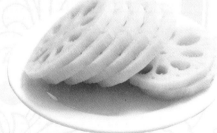

莲藕

莲藕中含有大量的鞣质，散发着一种独特的清香，具有健脾止泻的作用，能增进食欲、促进消化、改善胃纳不佳、食欲不振等症。

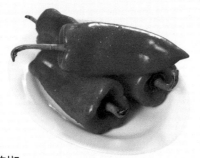

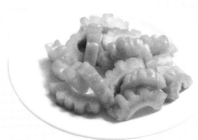

辣椒

夏季多吃辣椒会使人燥热、上火。此外，过量食用辣椒对消化道有强烈刺激，严重的可能诱发消化道出血或胃溃疡，还会造成大便干燥。所以，患有胃溃疡、食管炎、痔疮的人，以及阴虚火旺，经常便秘、长痤疮的人要慎吃。

苦瓜

苦瓜虽然适合夏季吃，但是脾胃虚弱的人则不宜多吃，因为吃多了可能伤及脾胃。

食 | 谱 | 推 | 荐

薏米绿豆粥
清热、祛湿

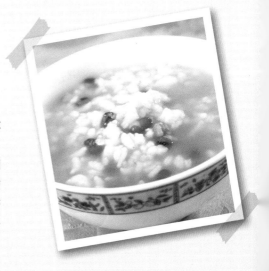

材料 大米50克，绿豆15克，薏米10克。

做法

1. 将大米、绿豆和薏米淘洗干净，并将绿豆和薏米用水泡3小时。

2. 将大米、绿豆和薏米放入电饭煲中，加入足量清水，盖严锅盖，将电饭煲的插头接通电源，选择"煮粥"选项后，按下"定时"键，煮至电饭煲提示粥煮好即可。

老鸭冬瓜薏米汤

解暑祛湿、滋阴养胃

材料 老鸭半只（350克），冬瓜200克，薏米50克，葱段、姜片各5克，植物油10克，盐2克。

做法

1. 老鸭收拾干净，去头、脚、屁股，剁成大块；冬瓜洗净去皮，切大块；薏米洗净，冷水浸泡3小时。

2. 锅中放入冷水，将鸭块放入，大火烧开，煮3分钟撇去血水，捞出，用清水洗净。

3. 另起锅，锅中放油，五成热时放入葱段、姜片炒香，倒入鸭块炒变色，然后放入适量开水和薏米，小火炖1小时后，放入冬瓜和盐，继续炖20分钟即可。

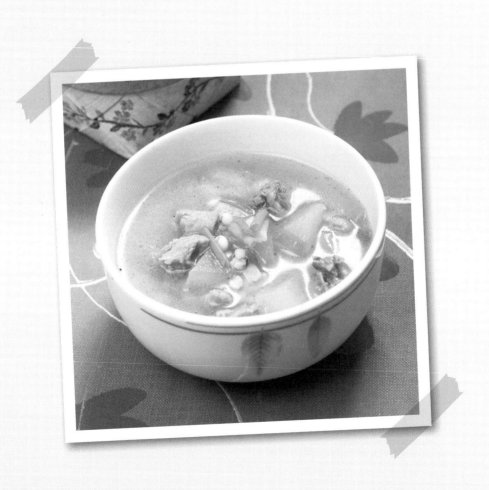

养|脾|胃|食|谱

酸辣瓜条
开胃、解暑

材料 黄瓜2根，辣椒油、糖、盐、醋、酱油、香油各适量。

做法

1. 黄瓜洗净，切成7厘米左右的条，撒盐，腌渍20分钟。
2. 将腌渍后的黄瓜用清水反复冲洗，控干水分，然后放入适量糖、辣椒油、醋、酱油、香油搅拌均匀。

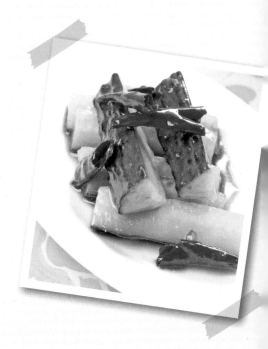

莲藕玉米排骨汤
健脾和中、通利肠胃、消暑化积

材料 猪排骨300克，玉米、莲藕各150克，姜片、料酒、盐、陈皮各适量。

做法

1. 猪排骨洗净切段，放入锅中，加入适量清水，大火煮沸，除去血水，捞出沥干。
2. 藕去皮切片，入沸水锅内略焯；玉米切段，备用。
3. 锅内注入适量清水，放入排骨段、莲藕片、玉米段、姜片、陈皮、料酒，大火煮沸，再改小火煲2小时至材料烂熟，加盐调味即可。

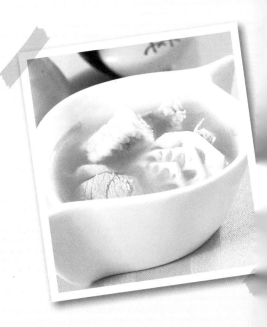

养|脾|胃|食|谱

扁豆大米粥
调补脾胃、清热解毒

材料 白扁豆 75 克，大米 100 克，白糖适量。

做法

1. 白扁豆用温水浸泡一夜；大米淘洗干净，用水浸泡 30 分钟。
2. 锅置火上，倒适量清水大火烧开，将大米、白扁豆放入锅中，煮沸后转小火熬煮至米烂粥稠，最后加入白糖拌匀即可。

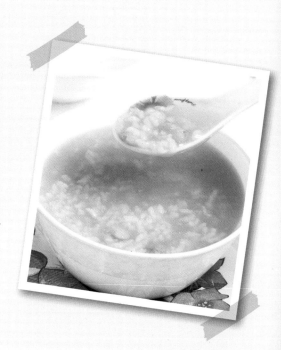

苦瓜煎蛋
养心去火、增强食欲

材料 鸡蛋1个，苦瓜 100 克，葱末 5 克，盐 4 克，胡椒粉、料酒各少许。

做法

1. 苦瓜洗净，切丁；鸡蛋打散；将二者混匀，加葱末、盐、胡椒粉和料酒调匀。
2. 锅置火上，倒入油烧至六成热，倒入蛋液，煎至两面金黄即可。

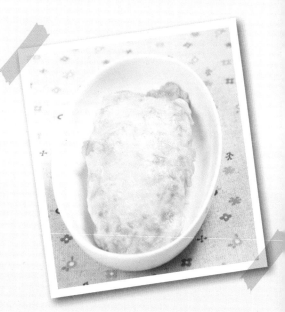

秋季

秋季脾胃易受伤

秋季天气转凉后，人的食欲也逐渐旺盛起来，很多人开始盲目"贴秋膘"，使得脾胃的负担变重，容易引起消化不良、腹胀、腹泻、溃疡等多种脾胃疾病。另外，秋季干燥的气候易伤阴，会造成大便干结，引起便秘。所以秋季饮食既要健脾养胃，又要养阴、防"秋燥"，以保护我们的消化系统。

秋季养脾胃的饮食原则

1. 多吃滋阴润燥的食物。如银耳、百合、甘蔗、橄榄、芝麻、核桃、糯米、蜂蜜等，可以起到滋阴、清热、健脾、润燥的作用。

2. 食补要适量。秋季食材丰富，可选择性大，但食补不可盲目，更要适量，否则很容易因饮食不当而造成脂肪堆积、能量过剩，损害脾胃健康。

3. 少吃辛辣燥热的食物。人体受"秋燥"的影响很容易上火，若再吃葱、姜、蒜、韭菜、辣椒等辛辣燥热食物，会使胃火更盛，体内的湿邪无法排出，易导致消化不良、腹胀、便秘等胃肠疾病。

4. 多喝水。多喝水是防"秋燥"、养胃肠必不可少的方法，但饮水应以少量频饮为佳，不宜一次喝大量的水，否则会引起胃部不适。

5. 秋季气候干燥，煎炸、烧烤类的食物一定要少吃，如炸鸡腿、炸里脊、炸鹌鹑、烤肉串等都不应多吃，因为这些食物会助燥伤阴，加重秋燥对脾胃的伤害。

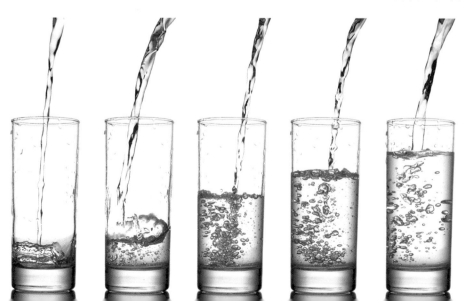

秋季健脾胃饮食宜忌

宜

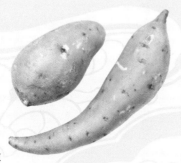

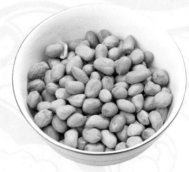

红薯

红薯是富含粗纤维的食物，秋季适当吃些红薯，可以补脾暖胃、通肠利便，对秋季脾虚水肿、肠燥便秘等有食疗作用。但是红薯易胀气，不可一次食用过多，糖尿病、胃溃疡和胃酸过多的患者忌食。

花生

花生营养丰富，具有醒脾养胃、清肠润燥的功效。秋季每天吃几粒生花生可以改善口臭和胃部不适；用花生煮粥、煲汤，对脾胃失调、便秘、肠燥等都有很好的食疗作用。但炒花生、炸花生油性大，多吃对胃肠不利。

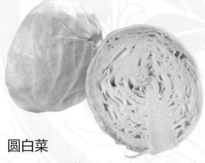

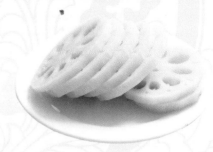

圆白菜

圆白菜被誉为天然"胃菜"，可生津止渴，促进胃液分泌，保护胃黏膜。秋季胃不好的人，尤其是患有胃溃疡、十二指肠溃疡的人，可以将圆白菜榨汁饮用，每天一杯，对促进溃疡愈合有帮助。

莲藕

秋季是新鲜莲藕上市的时节，此时吃生莲藕，能清热开胃、通便排毒。而用莲藕煮粥、炖汤，则可滋阴养胃、健脾止泻，非常适合秋季脾胃虚弱的人滋补养生。

忌

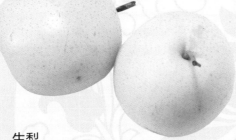

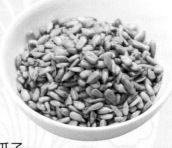

生梨

梨性寒，吃生梨过多会伤脾胃、助阴湿，使胃肠功能失调，导致腹痛、腹泻。因此，秋季养胃肠不宜吃生梨，可用梨熬汤、煮粥，降低梨的寒性后再吃。

炒瓜子

炒瓜子中含油脂非常多，秋燥时节吃炒瓜子易助湿助热，损伤胃阴，减弱胃肠功能。

食│谱│推│荐

山药莲藕桂花汤
健脾养胃、固肾益精

材料 山药200克，莲藕150克，桂花10克，冰糖50克。

做法

1. 莲藕去皮，洗净，切片；山药去皮，洗净，切片。

2. 锅内放入适量清水，先放入藕片，大火煮沸后，改小火煮20分钟，然后将山药放进锅中，用小火继续煮20分钟，加入桂花，小火慢煮5分钟，最后放入冰糖，煮至溶化后即可。

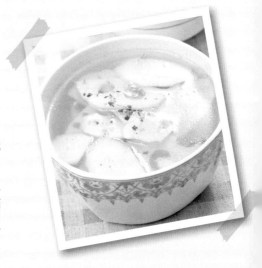

食|谱|推|荐

银耳羹
滋阴清热、养脾护胃

材料 银耳15克，山药200克，沙参5克，红豆50克，麦冬15克，冰糖适量。

做法

1. 山药去皮，洗净，切片；银耳用冷水泡发，去蒂，撕小块。
2. 将沙参、麦冬放入干净的纱布中，绑紧，加入适量水熬煮约1小时，取汁备用。
3. 将红豆放入熬好的汤汁中，大火煮沸后转为小火，再煮30分钟，放入山药、银耳，煮沸后转为小火，熄火后闷约30分钟，放入冰糖即可。

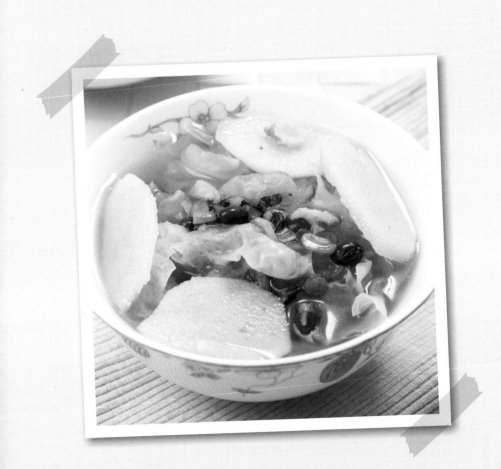

养|脾|胃|食|谱

糖醋圆白菜
生津止渴、养脾护胃

材料 圆白菜300克，姜末3克，醋、白糖各10克，植物油、鸡精、盐各适量。

做法
1. 圆白菜剔除硬梗，洗净，用手撕成片。
2. 锅中倒入植物油，待油热后，小火爆香姜末，倒入圆白菜，放入醋、白糖，转大火翻炒均匀。
3. 放入鸡精、盐，翻炒均匀即可出锅。

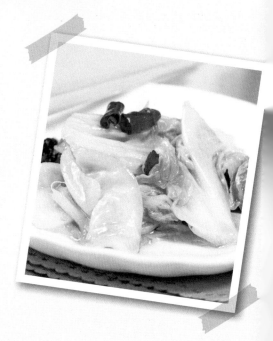

南瓜排骨汤
助消化、养脾胃

材料 南瓜150克，猪排骨250克，草菇20克，葱段、姜片、盐、鸡精、胡椒粉各适量。

做法
1. 猪排骨洗净剁成小块焯水；南瓜去皮，洗净、切块；草菇洗净，切碎。
2. 锅中加入适量清水，放入排骨、葱段、姜片大火煮沸，转小火煮30分钟，放入南瓜块、草菇煮至材料熟透，最后加盐、鸡精、胡椒粉调味即可。

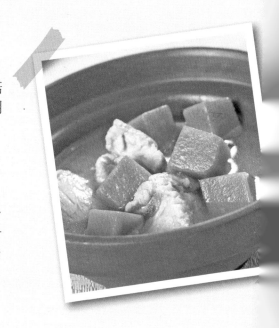

冬季

冬季进补先养脾胃

冬季是进补的好时节，不少人开始进补计划。不过专家建议，冬令进补前，最好先健脾胃。

冬季进补的食物，很多都比较滋腻，难消化，有些又偏温补。对于一些脾胃功能差的人，建议先调脾胃再进补。脾胃不好，运化功能不能发挥，吃进去的东西不能被身体消化吸收，无法转化为身体所需的营养物质，不仅浪费补品，甚至还可能起反作用。

脾胃功能不好，吃补的东西可能会生"火""湿热""痰"等，诱发感冒、腹胀、胃口不好等身体不适。

冬季养脾胃的饮食原则

1.多吃温热性的食物。如牛肉、羊肉、鸡肉、桂圆、栗子、红枣等，既可以起到暖胃护胃的作用，还可以提高人体的耐寒和抗病能力。

2.适度补充热量。碳水化合物和脂肪能够提供足够多的热量，帮助机体抗寒。但是摄入脂肪一定要适度，否则会导致脂肪堆积，加重胃肠负担。瘦肉、鸡蛋、鱼类、乳类、豆类及豆制品，这些食物脂肪含量较低，且富含优质蛋白质和必需氨基酸，易于被人体消化吸收，对冬季保养脾胃十分有利。

3. 及时补充维生素。冬季寒冷的气候会加速体内维生素的代谢，因此应在饮食中及时补充。维生素 A 能增强脾胃的耐寒能力，维生素 C 可提高脾胃对寒冷的适应能力。因此，冬季可多吃动物肝、胡萝卜、南瓜等富含维生素 A 的食物及圆白菜、绿豆芽、油菜等富含维生素 C 的食物。

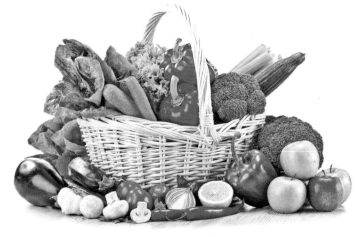

冬季健脾胃饮食宜忌

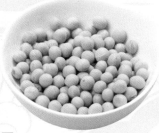

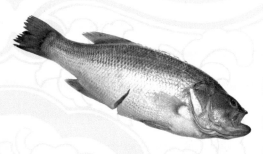

黄豆

黄豆有"豆中之王"之称，被人们叫做"植物肉""绿色的乳牛"，营养价值最丰富。中医认为，黄豆性平，味甘，归脾经和胃经，有清热利尿和解毒的功效，它对于治疗胃中积热、厌恶油腻有很好的疗效。所以冬季进补的同时宜多吃一些黄豆。

鲈鱼

冬季的鲈鱼不但肉白如雪、鱼肉细腻，而且鱼体内积累的营养物质也是最为丰富的。因此，在冬季吃鲈鱼，可以为人体补充丰富的、易消化的蛋白质和脂肪，具有健脾胃、补肝肾、化痰止咳的功效，对辅助治疗冬季脾胃虚弱、消化不良、水肿等症有一定疗效。

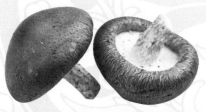

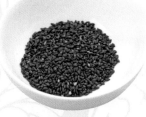

香菇

香菇中富含膳食纤维、维生素、矿物质，冬季多吃可以润肠通便，预防便秘和肠癌。另外，香菇中还含有五十多种酶，可有效促进食欲，增强胃肠消化吸收功能，预防胃炎、胃溃疡。

芝麻

芝麻富含不饱和脂肪酸，既能为人体补充足够的能量，增强抗寒能力，还能促进食物的消化与分解，缓解脾胃压力。

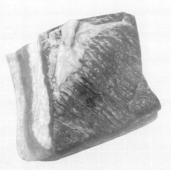

肥肉

肥肉富含饱和脂肪酸，不易消化。加之冬季运动少，脾胃的消化功能弱，若再吃这些肥甘厚味的食物，就会加重胃肠负担，导致消化不良。

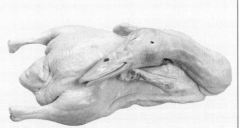

鸭肉

鸭肉性寒，具有滋阴清热的功效，这与冬季温补脾胃的饮食原则正好相悖，因此不宜冬季食用。

食 | 谱 | 推 | 荐

羊肉萝卜粥
补中健胃、益肾壮阳

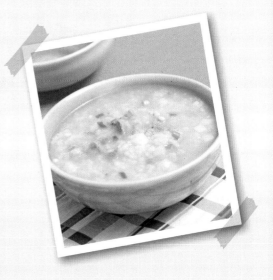

材料 羊肉汤800毫升，羊肉100克，白萝卜100克，大米100克，葱末、姜末各10克，陈皮末、料酒各10克，盐4克，五香粉3克，香油2克。

做法

1. 大米洗净，浸泡30分钟；白萝卜洗净，切丁；羊肉洗净，切成薄片。

2. 锅置火上，倒入羊肉汤、料酒、五香粉、陈皮末和适量清水，用大火烧开。

3. 加入大米煮至七成熟，加白萝卜丁煮成稀粥，加羊肉片、葱末、姜末煮熟，再加入盐、香油调味即可。

食|谱|推|荐

木耳腰片汤

补肾益精、养护脾胃

材料 猪腰150克，水发木耳25克，高汤、料酒、姜汁、盐、味精、葱花各适量。

做法

1. 猪腰洗净，除去薄膜，剖开去臊腺，切片；水发木耳洗净，撕成小片。

2. 锅置火上，加水煮沸，加入料酒、姜汁、腰片，煮至颜色变白后捞出，放入汤碗中。

3. 锅置火上，注入高汤煮沸，下入水发木耳，加盐、味精调味，煮沸后起锅倒入放好腰片的汤碗中，撒上葱花即可。

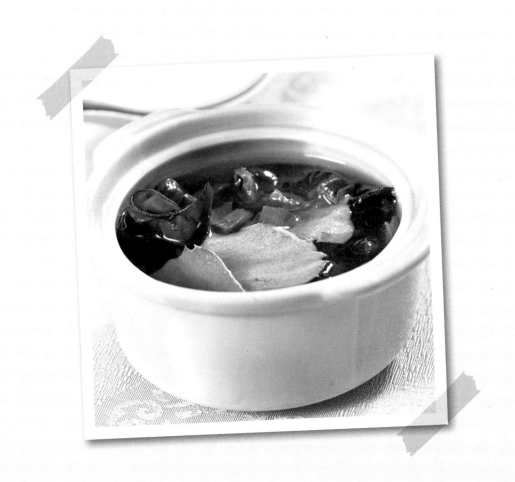

养|脾|胃|食|谱

板栗蒸红枣
益气血、养脾健胃

材料 鲜板栗350克，干红枣70克，冰糖、植物油各适量。

做法

1. 干红枣洗干净，用热水泡透；鲜板栗用刀依此切口，放在开水中煮透，捞出，放在凉水中浸透，剥净表皮；冰糖碾碎。
2. 锅中放入植物油，烧热，放入板栗、红枣，稍炸，捞出，放在碗中，撒上冰糖，上笼蒸透即可。

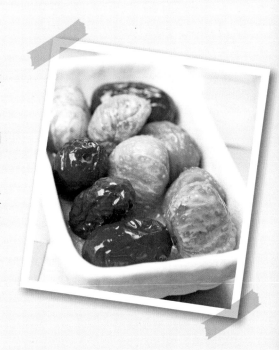

玉米排骨汤
健脾益胃、防癌抗癌

材料 玉米2根，猪肋排250克，葱、姜各5克，盐5克，料酒3克。

做法

1. 将排骨剁成块状，长短随意；玉米去皮、去须，切成小段；葱切段，姜切片。
2. 砂锅内放水，将排骨放入锅内，葱段、姜片一起放入锅中，倒入料酒，待砂锅内水开有血沫浮上来后将血沫去掉，再放入玉米，一同煲制。
3. 煲熟后去掉葱及姜片，加入盐调味即可。

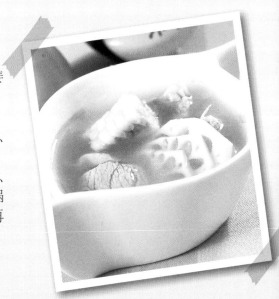

自我按摩养护脾胃

与脾胃相关的主要穴位图

脾经重点穴位速查

药名	功效	临床应用
三阴交穴	位于小腿内侧，当足内踝尖上3寸，胫骨内侧缘后方	主治痛经、肠鸣腹胀，泄泻，月经不调，带下，阴挺，不孕，滞产，遗精，阳痿，遗尿，疝气，失眠，下肢痿痹，脚气等
阴陵泉穴	位于小腿内侧，胫骨内侧髁后下方凹陷处	主治腹胀、泄泻、水肿、黄疸、小便不利或失禁、膝痛等
公孙穴	位于足内侧缘，第1跖骨基底前下方	主治胃痛、呕吐、饮食不化、肠鸣腹胀、腹疼、痢疾、泄泻、多饮、水肿、烦心、失眠、嗜卧、肠风下血、脚气、嗜睡等
太白穴	位于足内侧缘，蹞趾本节（第1跖趾关节）后下方赤白肉际凹陷处	主治胃痛、腹胀、腹痛、肠鸣、呕吐、泄泻、痢疾、便秘、痔漏、脚气、饥不欲食、饮食不化、心痛脉缓、胸胁胀痛、痿症等
商丘穴	位于足内踝前下方凹陷中，足舟骨结节与内踝尖连线中点	主治腹胀、肠鸣、泄泻、便秘、饮食不化、舌根强痛、黄疸、怠惰嗜卧、癫狂、梦魇、好叹息、咳嗽、小儿癫痫、痔疾、足踝痛等
血海穴	位于大腿内侧，屈膝，髌底内侧端上2寸，股四头肌内侧头隆起处	主治月经不调、崩漏、经闭、湿疹、丹毒、膝痛等

足太阴脾经主要穴位图

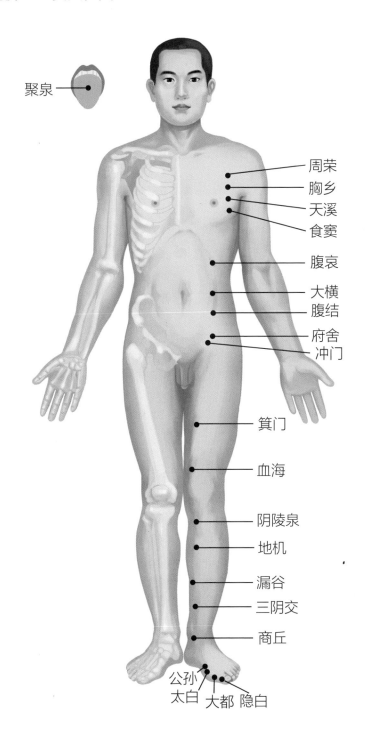

聚泉

周荣
胸乡
天溪
食窦

腹哀

大横
腹结

府舍
冲门

箕门

血海

阴陵泉

地机

漏谷

三阴交

商丘

公孙
太白　大都　隐白

胃经重点穴位速查

药名	功效	临床应用
四白穴	在面部，瞳孔直下，当眶下孔凹陷处	主治色盲症、目赤痛痒、目翳，眼睑眴动、口眼歪斜、头痛眩晕等
巨髎穴	位于面部，瞳孔直下，平鼻翼下缘处，当鼻唇沟外侧	主治口眼歪斜、眼睑眴动、鼻出血、牙痛、唇颊肿等
地仓穴	位于面部，口角外侧，上直对瞳孔	主治口歪、流涎、眼睑眴动等
颊车穴	位于面颊部，下颌角前上方约1横指（中指），当咀嚼时咬肌隆起，按之凹陷处	主治口歪、牙痛、颊肿、口噤不语等
人迎穴	位于颈部，喉结旁，当胸锁乳突肌的前缘，颈总动脉搏动处	主治咽喉肿痛、气喘、瘰疬、瘿气等
气舍穴	在颈部，当锁骨内侧端的上缘，胸锁乳突肌的胸骨头与锁骨头之间	主治咽喉肿病、气喘、呃逆、瘿瘤、瘰疬、颈项强痛等
天枢穴	在腹中部，平脐中，距脐中2寸	主治腹胀肠鸣、绕脐痛、便秘、泄泻、痢疾、月经不调等
水道穴	在下腹部，当脐中下3寸，距前正中线2寸	主治小腹胀满、小便不利、痛经、不孕、疝气等
足三里穴	在小腿前外侧，当犊鼻下3寸，距胫骨前缘1横指（中指）	主治胃痛、呕吐、噎膈、腹胀、泄泻、痢疾、便秘、乳痈、肠痈、下肢痹痛、水肿、癫狂、脚气、虚劳羸瘦等
丰隆穴	在小腿前外侧，当外踝尖上8寸，条口外，距胫骨前缘2横指（中指）	主治头痛、眩晕、痰多咳嗽、呕吐、便秘、水肿、癫狂、下肢痿痹等
解溪穴	在足背与小腿交界处的横纹中央凹陷处，当拇长伸肌腱与趾长伸肌腱之间	主治头痛、眩晕、癫狂、腹胀、便秘、下肢痿痹等
梁丘穴	屈膝，大腿前面，当髂前上棘与髌底外侧端的连线上，髌底上2寸	主治胃痉挛、膝肿痛、下肢不遂、胃痛、乳痈、血尿等
厉兑穴	在足第2趾末节外侧，距趾甲角0.1寸	主治鼻衄、齿痛、咽喉肿痛、腹胀、热病、多梦、癫狂等

足阳明胃经主要穴位图

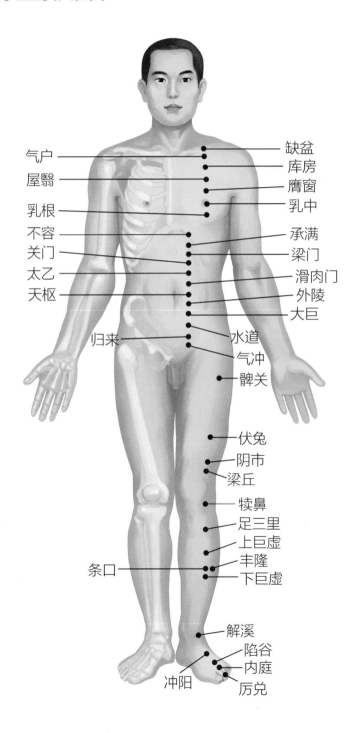

气户
屋翳
乳根
不容
关门
太乙
天枢
归来

缺盆
库房
膺窗
乳中
承满
梁门
滑肉门
外陵
大巨
水道
气冲
髀关
伏兔
阴市
梁丘
犊鼻
足三里
上巨虚
丰隆
下巨虚
条口
解溪
陷谷
内庭
冲阳
厉兑

手部反射区图

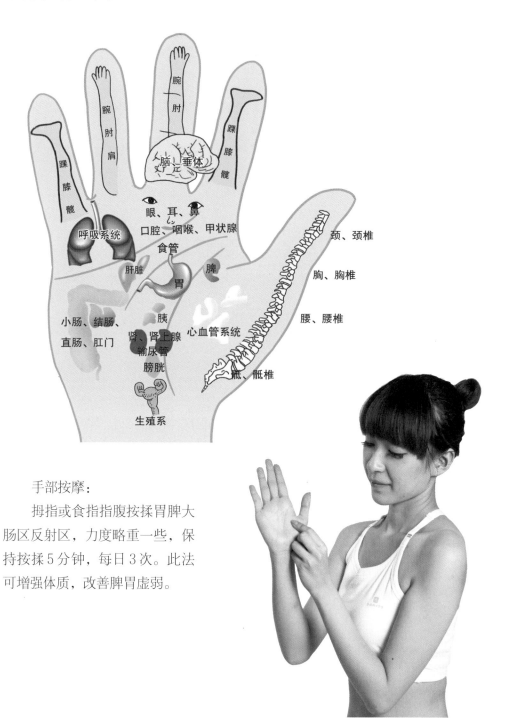

手部按摩：

　　拇指或食指指腹按揉胃脾大肠区反射区，力度略重一些，保持按揉5分钟，每日3次。此法可增强体质，改善脾胃虚弱。

足部反射区图

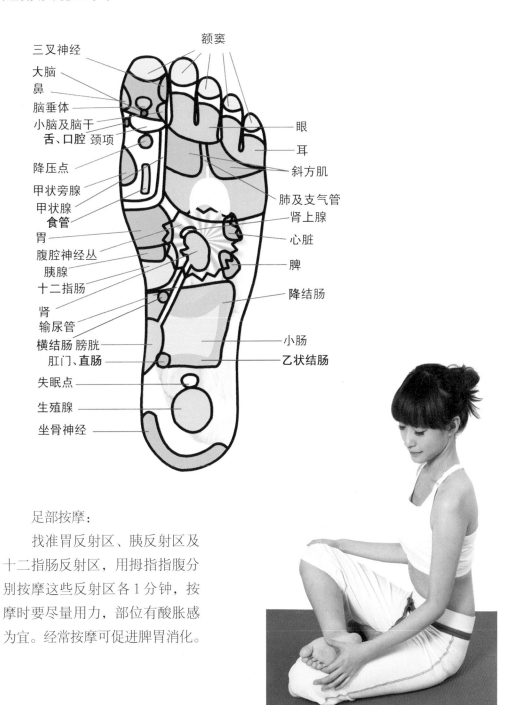

三叉神经
大脑
鼻
脑垂体
小脑及脑干
舌、口腔 颈项
降压点
甲状旁腺
甲状腺
食管
胃
腹腔神经丛
胰腺
十二指肠
肾
输尿管
横结肠 膀胱
肛门、直肠
失眠点
生殖腺
坐骨神经

额窦

眼
耳
斜方肌
肺及支气管
肾上腺
心脏
脾
降结肠
小肠
乙状结肠

足部按摩：

　　找准胃反射区、胰反射区及十二指肠反射区，用拇指指腹分别按摩这些反射区各 1 分钟，按摩时要尽量用力，部位有酸胀感为宜。经常按摩可促进脾胃消化。

防治脾胃病中成药速查

药名	功效	临床应用
三九胃泰	可理气健胃。用于浅表性胃炎、糜烂性胃炎	开水冲服。1次1袋,1日2次
香砂养胃丸	可温中和胃。用于不思饮食,呕吐酸水,胃脘满闷,四肢倦怠	口服。1次1丸,1日2次
香砂枳术丸	健脾开胃,行气消痞。用于脾虚气滞,脘腹痞闷,食欲不振,大便溏软	口服。1次10克,1日2次
四方胃片	制酸止痛。用于胃痛,胃酸过多,消化不良	口服。1次3片,1日2~3次
人参健脾丸	健脾益气,和胃止泻。用于脾胃虚弱所致的饮食不化、恶心呕吐、腹痛便溏	口服。大蜜丸1次2丸,1日2次
归脾丸	益气健脾,养血安神。用于心脾两虚、失眠多梦、食欲不振等症	口服。1次8~10丸,1日3次
养脾散	养脾健胃,开郁消食。用于脾胃虚弱、水土不服引起的消化不良,饮食积滞,脘腹胀满,嗳气吞酸,腹泻,食欲不振,面黄肌瘦	口服。1次3~5克,1日2~3次,饭前或空腹时服
山楂内消丸	开胃化滞,破气消食。用于倒饱吞酸,胸满气胀,肚腹疼痛,大便燥结	口服。1次9克,1日1~2次
健胃消炎颗粒	健脾和胃,理气活血。用于脾胃不和所致的上腹疼痛,痞满纳差以及慢性胃炎见上述证候者	饭前开水冲服。1次20克,1日3次
胃舒片	清热和胃,制酸止疼。用于肝胃郁热引起的泛酸嘈杂,胃脘疼痛,口苦口干,腹胀	口服。1次4片,1日3次

注:具体用法用量请遵医嘱。